COMPTE RENDU DES TRAVAUX

DES

CONSEILS D'HYGIÈNE

ET

DE SALUBRITÉ PUBLIQUE

DE NIMES

et des autres arrondissements du département du Gard

PAR

LE Dr CARCASSONNE

Secrétaire du Conseil d'hygiène de l'arrondissement de Nîmes

NIMES

TYPOGRAPHIE CLAVEL-BALLIVET ET Cⁱᵉ, RUE PRADIER, 12

1866

COMPTE RENDU DES TRAVAUX

DES CONSEILS D'HYGIÈNE

& DE SALUBRITÉ PUBLIQUE

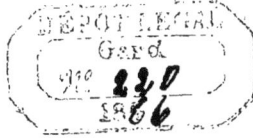

COMPTE RENDU DES TRAVAUX

DES

CONSEILS D'HYGIÈNE

ET

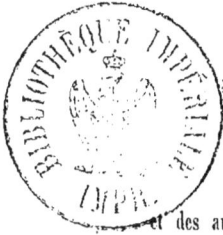

DE SALUBRITÉ PUBLIQUE

DE NIMES

et des autres arrondissements du département du Gard

PAR

LE Dʳ CARCASSONNE

Secrétaire du Conseil d'hygiène de l'arrondissement de Nimes

———◦◇◦———

NIMES

TYPOGRAPHIE CLAVEL-BALLIVET ET Cᵉ, RUE PRADIER, 12
—
1866

LISTE

des Membres composant le Conseil départemental d'hygiène publique et de salubrité du Gard.

MM. BOFFINTON, Préfet du département, *Président*.

BOISSIER, Conseiller de préfecture, *Président délégué*.

FONTAINES, Docteur en médecine, *Vice-Président*.

CARCASSONNE,   id.   *Secrétaire*.

BOCOYRAN, Pharmacien.

BOYER, Pharmacien.

BRUGEL, Vétérinaire.

DUCROS, Pharmacien.

FLAISSIER aîné (Joseph), Négociant.

FONTANÈS, ancien Pharmacien.

DE LABAUME, Premier Président à la Cour impériale.

MUTRU, Docteur en médecine.

N... (1).

PLEINDOUX aîné, Docteur en médecine.

RÉVEILHE,   id.

TRIBES,   id.

---

(1) Pérouse, ancien député, décédé.

LISTE

des Membres composant les Conseils d'hygiène publique
et de salubrité des arrondissements.

ALAIS.

MM. DE THÉZILHAT, Sous-Préfet de l'arrondisse-
ment, *Président*.
PAGÈS, docteur en médecine, *Vice-Président*.
FABRE, Avocat, *Secrétaire*.
ALEXANDROWIEZ, Docteur en médecine.
BOURGOGNE, Pharmacien.
DESPEYROUX, Professeur de chimie.
DUCLAUX-MONTEILS, Membre du Conseil général,
FICHET, Vétérinaire.
PERRIN, Docteur en médecine.
ROCH,   id.
SERRE,   id.

UZÈS.

MM. MÉNIGOT, Sous-Préfet de l'arrondissement,
Président.
BOUSCHON, Docteur en médecine, *Vice-
Président*.
BOUDET, Négociant, *Secrétaire*.
BÈGUE, Architecte.
BLANC (Antoine), Docteur en médecine.

MM. BLANC (Gaston), Pharmacien.
     ESCOFFIER, Pharmacien.
     FRANQUEBALME, Docteur en médecine.
     MARTINET, Vétérinaire.
     MORIAU, Docteur en médecine.
     RAYMOND,   id.

VIGAN.

MM. DE CARRIÈRE, Sous-Préfet de l'arrondissement,
     Président.
     ANCESSY, ancien Pharmacien, *Vice-Président*.
     BESTIEU, Docteur en médecine, *Secrétaire*.
     ANTHOUARD,   id.
     DE BEZ, Juge de paix.
     BOUNIOLS, Négociant.
     D'ESPINASSOUS, Propriétaire.
     PAULET, Pharmacien.
     ROSSIGNOL-TELL, Docteur en médecine.
     VERDIER,   id.
     VIRENQUE,   id.

À Monsieur le Préfet du Gard

MONSIEUR LE PRÉFET,

La sollicitude que vous portez à toutes les affaires du département confié à votre administration nous est un sûr garant de l'accueil que vous ferez à ce travail. Les questions qui y sont traitées sont de la plus grande importance pour le bien-être et la prospérité des populations, et, à ce titre, elles ne sauraient manquer d'attirer toute votre attention.

Il n'a pas dépendu de nous que ce travail ne fût plus complet ; des documents indispensables nous ont fait défaut et nous ont obligé à passer sous silence beaucoup de questions qui auraient mérité d'être mentionnées et qui devaient trouver leur place dans ce compte rendu. Tel qu'il est cependant, il témoigne des sérieux efforts qu'a faits le Conseil d'hygiène de Nîmes pour remplir sa mission. Désireux de poursuivre sa tâche, il compte sur votre bienveillant appui, convaincu que les mesures les plus sages ne peuvent porter leurs fruits qu'autant que l'autorité veille soigneusement à leur exécution.

Agréez, Monsieur le Préfet, l'assurance de nos sentiments respectueux.

Le Président, délégué,
C· BOISSIER.
Conséiller de Préfecture.

Le Secrétaire,
L· CARCASSONNE.
Docteur médecin.

AVANT-PROPOS

Depuis l'époque où les Conseils d'hygiène publique et de salubrité ont été institués en France, un certain nombre d'entre eux ont publié des comptes rendus de leurs travaux, qui, en faisant connaître les objets de leurs délibérations et les décisions motivées qu'ils avaient adoptées, ont dû jeter une vive lumière sur beaucoup de questions d'un haut intérêt.

L'hygiène publique est, sans contredit, une des plus heureuses applications de la médecine au bien-être des sociétés, et les Conseils qui fonctionnent sur tous les points de notre territoire ont déjà rendu et sont appelés à rendre à l'avenir de grands services. Mais pour retirer de cette institution tout le bien qu'elle est susceptible de produire, il ne faut pas que les bienfaits d'une mesure utile, restent bornés au point où s'est présentée l'occasion de l'appliquer; il importe, au contraire, que la plus grande publicité soit donnée aux décisions prises par les Conseils et aux discussions soulevées par les diverses questions soumises à leur examen, afin que dans des circonstances semblables, l'expérience acquise puisse profiter à tous, et permette d'accepter ou de modifier les solutions proposées sur tel ou tel objet.

Ces avantages avaient été sentis par tout le monde : d'une part, M. le Ministre de l'agriculture et du commerce a, dans diverses circulaires, provoqué ces utiles publications, et les Conseils d'hygiène, d'autre part, ont consigné leurs travaux dans des mémoires qui ont été accueillis avec intérêt et lus avec profit. Le Conseil d'hygiène publique de l'arrondissement de Nîmes n'avait pu, jusqu'à ce jour, entrer dans cette voie, faute de ressources, bien qu'il eût compris toute l'importance de ces publications et que plus d'une fois dans son sein on ait manifesté le regret de ne pouvoir suivre l'exemple donné par d'autres plus heureux. Grâce à la sagesse de M. le Préfet, des fonds viennent d'être mis à sa disposition, et le Conseil pourra désormais recueillir, dans les procès-verbaux de ses séances, tout ce qui lui paraîtra mériter les honneurs de la publicité, et apporter ainsi son contingent à cet ensemble de documents où l'avenir trouvera sans doute les bases d'un code d'hygiène et de salubrité publiques.

Pour répondre aux désirs du Conseil d'hygiène

de Nimes, et à la demande de M. le Ministre, nous aurions voulu présenter un résumé complet de tous les travaux du Conseil, depuis le moment où il a été institué jusqu'à ce jour; malheureusement, nous n'avons point à notre disposition tous les documents nécessaires : un grand nombre de procès-verbaux manquent dans le registre de nos délibérations, et il nous semble bien difficile, sinon impossible, de combler ces regrettables lacunes. La première délibération relatée dans ce registre est du 10 novembre 1856, la seconde est à la date du 29 décembre 1857 ; les deux suivantes se rapportent à l'année 1861, sans que les trois années intermédiaires y figurent en aucune façon, et qu'il y soit resté trace de nos réunions pendant cette longue période (1).

A partir du mois de janvier 1862, notre recueil présente plus de régularité, et nous trouvons cinq procès-verbaux se rapportant à cette année, trois pour 1863, quatre pour l'année 1864 et six pour celle qui vient de se terminer. C'est dans la séance du 12 août 1864 que le Conseil prit une délibération

(1) En faisant des recherches dans les archives de la Préfecture, nous sommes parvenus à retrouver huit procès-verbaux des séances du Conseil d'hygiène de Nîmes : trois pour l'année 1856, deux pour l'année 1857, deux pour l'année 1858 et un pour l'année 1859. Il se peut que d'autres procès-verbaux, non transcrits sur le registre de nos délibérations, se trouvent dans les dossiers conservés aux archives ; mais nous n'avons pas été assez heureux pour les découvrir.

relative à la périodicité de ses réunions, et c'est à
dater de cette époque qu'elles sont devenues plus
fréquentes et régulières. M. le Président donna
lecture d'une circulaire ministérielle, en date du
14 juin 1864, ayant pour but de recommander à
MM. les Préfets d'assurer le fonctionnement régulier
des Conseils d'hygiène, et d'envoyer, chaque année,
les rapports généraux de ceux des chefs-lieux de
département; 2° de donner avis d'une distribution
annuelle de médailles à titre de récompense.

Un membre fit observer que, depuis plusieurs
années, le Conseil d'hygiène de Nîmes avait demandé
que des fonds lui fussent alloués, afin de publier un
compte rendu de ses travaux, ainsi que cela se pratique dans d'autres départements. Le Conseil, heureux de voir la circulaire ministérielle venir à
l'appui de sa demande, s'empressa de renouveler
le vœu qu'il avait émis une première fois.

Persuadé que la fréquence et la régularité de ses
réunions peuvent seules le mettre à même de rendre
tous les services qu'on est en droit d'attendre de
cette institution, le Conseil décida qu'à l'avenir, il
se réunirait tous les deux mois, sans préjudice des
convocations qui pourraient être faites pour un
objet spécial: « Grâce à ces occasions plus répétées
» de faire entendre ses vœux, ajoute le procès-ver-
» bal, le Conseil pourra attirer l'attention de l'auto-
» rité sur tous les objets qui entrent dans ses utiles
» attributions, et prendre l'initiative de mesures
» propres à maintenir ou à améliorer la santé pu-

» blique. » Conformément à cette décision, le Conseil d'hygiène de Nimes s'est réuni tous les deux mois à partir de cette époque, et a tenu sept séances dans le cours de l'année 1865.

Les matières sur lesquelles ont porté les délibérations peuvent se diviser en trois grandes catégories : 1° hygiène générale et salubrité publique de la ville de Nimes ; 2° établissements dangereux, insalubres ou incommodes, sur lesquels le Conseil a été consulté par l'administration ; en troisième lieu se présentent les questions se rattachant d'une manière plus ou moins directe à l'alimentation publique. Si nous ajoutons à ces divers titres quelques entreprises privées, sur lesquelles le Conseil a eu à émettre un avis sollicité ou spontané, nous aurons le programme complet de ses travaux.

HYGIÈNE GÉNÉRALE

ET

SALUBRITÉ PUBLIQUE

DE LA VILLE DE NIMES

Les objets qui entrent dans les attributions des Conseils d'hygiène, sont très nombreux et très variés, mais il n'en est point qui présentent une plus grande importance pour le bien-être et la santé générale, que la propreté des habitations et des places publiques. Un établissement incommode ou insalubre peut offrir de graves inconvénients pour le voisinage des lieux où il est situé, mais les dangers restent bornés à un seul endroit, ou du moins limités dans un cercle restreint, tandis qu'une ville tout entière est directement intéressée à ce que les immondices et les déjections de toute sorte ne séjournent point sur la voie publique ; que les eaux ménagères trouvent un écoulement facile et constant par des rigoles et des égouts bien entretenus ; que le nivellement et le pavage des rues favorisent leur prompte disparition. Dans toutes les grandes agglomérations humaines, il faut tenir compte de ces nécessités, sous peine de voir les populations atteintes par de fréquentes épidémies, et les races dégénérer sous l'influence plus ou moins lente, mais constante des causes de maladie. La santé publique ne peut être florissante dans les grandes cités qu'autant que les règles d'une bonne hygiène y sont appliquées avec intelligence, et surtout avec cet esprit de suite qui seul peut rendre profitables les plus sages mesures.

La science a mis ces vérités hors de toute contestation ; mais si le moindre doute pouvait subsister à cet égard, il suffirait pour le dissiper de comparer les villes du moyen âge avec celles des temps modernes, ou encore les villes des pays civilisés avec celle des contrées barbares, où l'ignorance et l'incurie individuelles ne sont pas combattues par une administration active et éclairée. On acquerrait bien vite la conviction que, dans les unes, la durée moyenne de la vie est plus longue, que la population y devient plus nombreuse en même temps qu'elle est plus saine et plus robuste ; tandis que, dans les autres, la fréquence

et la léthalité des épidémies opposent une bar-
rière constante à l'accroissement de la population
et à l'amélioration physique des races.

La différence que l'on constate dans l'état sanitaire des diverses villes se fait également sentir
dans une même cité pour ses divers quartiers, et
personne n'ignore que lorsqu'une épidémie meurtrière envahit une localité, elle débute presque
toujours par les quartiers les plus malsains, et
c'est aussi là qu'elle exerce ses plus grands ravages.

C'est donc une nécessité de premier ordre et
un devoir impérieux que de veiller sans cesse au
maintien de la propreté et de la salubrité des
villes. C'est à cette destination que devraient être
affectées les principales ressources dont elles dis-
posent. Les édifices somptueux, les jardins élé-
gants, les statues dont on décore les places
publiques ont, à divers points de vue, une utilité
qui ne saurait être contestée; mais ce sont là des
objets de luxe, dont il convient sans doute de se
montrer avare, tant qu'on n'est pas certain
d'avoir pourvu au nécessaire.

Assainir les quartiers populeux, éloigner les
foyers d'infection, ouvrir un large accès à l'air et
à la lumière et faire pénétrer dans la demeure du
pauvre ces éléments vivifiants, voilà le but que
doivent se proposer les administrations locales et

que doivent chercher à atteindre, par un travail
incessant, ceux qui sont chargés de gérer les
intérêts municipaux. Il ne suffit point, en effet,
de faire un effort violent, mais éphémère, en présence d'un fléau qui nous menace, les mesures
prises en de telles circonstances sont sinon stériles
au moins incomplètes. La précipitation avec
laquelle il faut agir alors ne permet pas de les
rendre suffisantes, et si elles peuvent profiter pour
l'avenir, elles ne peuvent réparer le mal qui s'est
produit d'une manière lente et graduelle : il faut
une vigilance continuelle, et c'est en appliquant
tous les jours les règles de l'hygiène, même dans
les temps les plus prospères, qu'on se trouvera
dans les conditions les plus favorables pour lutter
au moment du danger, et pour résister à l'orage
quand il éclatera.

Les villes dont l'origine remonte à une époque
très reculée doivent nécessairement présenter de
grands inconvénients sous le rapport de la salubrité ; elles se sont formées peu à peu, ont eu des
alternatives de grandeur et de décadence, et pendant leurs diverses phases, elles ont eu à traverser
des temps où les règles de l'hygiène publique
étaient peu connues et fort mal appliquées. Telle
a été la destinée de Nimes : les Romains l'avaient
embellie de monuments dont les restes font encore
notre admiration, par des travaux dont l'élégance

égale l'utilité, et qui demeurent les chefs-d'œuvre
de l'art architectural, ils y avaient amené des
eaux abondantes ; on retrouve de nombreuses
traces des larges égouts qu'ils avaient creusés :
tout démontre que Nimes était alors une grande
et belle cité.

Pendant la longue nuit qui couvrit l'Europe au
moyen âge, Nimes déchut de sa splendeur, et
c'est sans doute de cette époque que datent ces
rues étroites et tortueuses, où le soleil ne pénètre
qu'à grand'peine, où les constructions bâties
sans ordre empiètent à chaque instant sur la
voie publique, où toutes les précautions semblent
oubliées pour ménager l'écoulement des eaux, et
d'ont quelques-unes restent sombres et humides,
alors même que le soleil du Midi répand partout
sa lumière et sa chaleur.

Tel est le double héritage que nous ont légué
nos ancêtres, et c'est aux générations présentes
qu'il appartient d'en conserver précieusement une
partie, tandis qu'elles doivent s'attacher de toutes
leurs forces à réformer et à améliorer l'autre.

Le Conseil d'hygiène de Nimes, depuis qu'il est
institué, s'est vivement préoccupé de ces questions dont l'importance ne peut échapper à personne, et qui doivent surtout éveiller la sollicitude
des médecins. Il a compris dès l'abord que, puisqu'il avait pour mission de veiller à l'hygiène et à

la salubrité publiques , il devait appeler l'attention de l'autorité sur cette matière, et proposer à l'administration toutes les mesures qui lui paraissaient propres à améliorer les conditions sanitaires de notre ville ; aussi dans maintes circonstances, il a pris l'initiative de propositions de cette nature , et l'insistance avec laquelle il est revenu sur quelques-uns des vœux qu'il avait émis prouve combien il est convaincu qu'elles devaient être profitables à notre population.

Fosses d'aisance.

Dans plusieurs de ses réunions, le Conseil s'est occupé des habitations et des causes qui pouvaient les rendre insalubres. Un vice de construction qui peut avoir les conséquences les plus fâcheuses , c'est le manque de fosses d'aisance : beaucoup de maisons , notamment dans les faubourgs , en sont dépourvus, et les habitants , le plus souvent logés à l'étroit, étaient obligés de garder les matières fécales pendant un certain temps dans leur appartement, et les jetaient ensuite sur la voie publique. Dans le premier cas, elles constituaient un foyer intérieur d'infection et ajoutaient un élément dangereux aux causes, déjà si nombreuses , qui rendent malsaines les demeures des ouvriers; dans le deuxième cas, leurs inconvénients n'étaient guères moins graves : déposées au milieu de la rue, elles formaient, à une petite distance les unes des autres des dépôts d'ordures dégoûtants à la vue, ou, versées dans le ruisseau, elles corrompaient immédiatement la petite quantité d'eau qui y coulait. Quand venait l'opération du balayage, la plus grande partie de ces ordures était enlevée, mais la portion liquide restait en presque totalité adhérente au sol et donnait lieu à un dégagement de gaz fétides. La rareté des fontaines, et l'exiguïté des courants d'eau qu'elles fournissent dans les rues ou il y en a, rendaient encore plus déplorables ces habitudes de malpropreté.

Un seul moyen se présentait pour remédier à un pareil état de choses: il fallait contraindre tous les propriétaires à construire des fosses d'aisance capables de recevoir les matières fécales de tous les habitants, et une fois cette mesure exécutée, veiller rigoureusement à ce que les ordures ne fussent plus jetées sur la vie publique. C'est ce que demanda le Conseil d'hygiène, et l'administration. prenant en considération le vœu émis par le Conseil, imposa cette obligation à tous les propriétaires dont les locaux comportaient cette amélioration. Depuis cette époque, beaucoup de maisons ont été pourvues de latrines ; mais dans certaines, par suite de circonstances indépendantes de la volonté des propriétaires, il a été impossible, ou très difficile du moins d'établir des fosses d'aisance.

Tinettes. Le Conseil d'hygiène, pour prévenir l'inévitable dépôt des ordures sur la voie publique a demandé que des tinettes fussent placées à chaque étage des maisons non pourvues de latrines ; que le sulfate de fer, dont l'usage devrait être obligatoire, fût employé pour désinfecter ces matières pendant leur séjour dans les appartements, et que des voitures affectées spécialement à ce service fussent chargées de recueillir à des heures déterminées le contenu de ces tinettes.

Cette dernière mesure n'a point été mise en pratique, du moins d'une manière générale, et le Conseil d'hygiène a renouvelé plusieurs fois ses vœux relatifs à cet objet. Quoi qu'il en soit, une grande amélioration a été déjà réalisée : les rues de notre ville ne sont plus guère souillées par ces dépôts de matières fécales, et la propreté a fait à cet égard un progrès notable dont l'honneur revient incontestablement à l'initiative du Conseil.

Logements insalubres. La sollicitude qu'inspire au Conseil d'hygiène la salubrité de nos faubourgs a donné lieu, dans la séance du 7 février 1865, à un vœu dont la réalisation profiterait à toute la ville de Nimes. Il exprima le désir qu'aucune maison ne fût construite sans que le plan eût été soumis préalablement à l'administration municipale, afin que sans porter atteinte à la liberté des propriétaires, et, autant que possible, sans mettre entrave aux droits de chaque particulier, elle pût au moins agir par voie de conseils officieux, et veiller à ce que les constructions ne fussent point exécutées contrairement à toutes les règles de l'hygiène.

Le Conseil signale parmi les conditions les plus importantes, l'élévation du sol de la maison au dessus de celui des rues, l'établissement de lieux d'aisance à chaque étage, les précautions à prendre pour assurer l'écoulement facile des eaux pluviales ou ménagères, et enfin, le nombre et la dimension des ouvertures, soit des appartements, soit des escaliers. Quelques unes de ces conditions pourraient être rendues obligatoires; dans d'autres cas l'autorité pourrait donner d'utiles conseils, et prévenir des vices de construction qui bien des fois ne sont commis que par l'ignorance ou l'imprévoyance des propriétaires.

Mesures proposées pour remédier à l'insalubrité des logements.

Les prescriptions que nous venons d'énumérer ont, au point de vue sanitaire, une importance facile à comprendre pour tout le monde, mais dont ceux-là surtout apprécieront la valeur qui ont de fréquentes occasions de pénétrer dans la demeure des pauvres. Il est à regretter qu'elles ne soient point suivies dans toutes les maisons de construction récente; néanmoins, celles-ci sont

Mauvais état de certaines maisons des faubourgs.

en général bien moins défectueuses que les anciennes, et c'est principalement dans les vieilles rues, qu'on trouve des habitations où il semble impossible que des être humains puissent vivre, et surtout se bien porter. La rue est étroite, tortueuse, mal pavée; on entre dans un rez-de-chaussée au niveau du sol, souvent plus bas ; la pièce qui sert d'habitation à une famille entière, est éclairée par une seule ouverture, prenant jour sur la rue; l'air y arrive et s'y renouvelle à grand'peine, faute de courants ; les rayons solaires n'y pénètrent en aucune saison et à aucune heure de la journée: toujours de l'humidité et de l'obscurité; quelquefois même, par une disposition encore plus vicieuse, on trouve, au fond de cette pièce, une chambre qui ne reçoit l'air et le jour que par la première, et dans laquelle couchent tous les habitants.

Il serait difficile d'imaginer de plus mauvaises conditions d'hygiène, et c'est pourtant là que vit une famille presque toujours nombreuse; aussi combien d'enfants contractent dans ces réduits malsains des maladies mortelles, ou se terminant par des infirmités de toute leur vie (1). Cependant

(1) C'est en comparant l'état physique de notre population ouvrière avec celui des populations rurales qui nous entourent, qu'on peut se faire une juste idée de l'influence des milieux sur

on se demande encore comment les maladies ne
sont pas plus fréquentes et plus meurtrières dans
la population urbaine, et comment elle n'est pas
plus souvent décimée par les épidémies. Et sans
doute, si nous n'avons pas à déplorer de plus
grands malheurs, c'est grâce à la salubrité de
notre climat, à la violence des vents qui, de temps
en temps renouvellent l'atmosphère et font pénétrer l'air pur au fond des habitations les plus
obscures. Ajoutons qu'en général une température
douce et un ciel serein permettent à cette population de vivre en plein air, et que dans beaucoup de
maisons d'ouvriers, la famille n'est réunie qu'aux
heures des repas et pendant la nuit.

L'air est l'élément indispensable d'une fonction
qui s'exerce sans interruption pendant toute la
vie; la lumière n'est guère moins nécessaire à la

Rues étroites
et
malsaines.

la santé et sur le développement du corps. Arrivés à l'âge adulte,
les ouvriers manufacturiers de Nîmes ont, en général, la taille
petite, le corps grêle, les cavités étroites, le système musculaire
peu développé, et c'est à grand'peine que l'Etat trouve parmi
eux le contingent qu'il demande pour le recrutement annuel de
l'armée. On est frappé du contraste que présentent les jeunes
gens de la campagne : teint vermeil, poitrine large, bras mus-
culeux ; ils réunissent tous les attributs de la force et de la santé,
et les exemptions pour cause de faiblesse ou d'infirmités sont
aussi rares parmi eux qu'elles sont nombreuse dans l'autre
catégorie.

santé et au bien-être de tous les corps organisés,
et l'on sait avec quelle promptitude s'étiolent les
animaux et les végétaux qui sont privés de sa douce
influence. Il faut donc que ces deux éléments de vie
arrivent facilement dans toutes les habitations et
soient à la portée de tous ceux qui y respirent. Or,
pour atteindre ce but, il faut élargir les rues malsaines, démolir ces masures infectes qui ressem-
blent plutôt à la prison qu'à la demeure des malheu-
reux qui y logent, et elles ne tarderont pas à être
remplacées par des maisons modestes, sans doute,
mais bâties dans de meilleures conditions de salubrité. Assainir un quartier, a dit un savant hygié-
niste, c'est prolonger la vie de ceux qui l'habitent;
c'est aussi augmenter et améliorer sa population.

Nécessité
de les élargir.

Puisqu'il en est ainsi, puisqu'on peut arriver à
de pareils résultats, comment hésiter encore à
porter le marteau sur ces masures qui ne sont plus
de notre temps; sur ces quartiers qui font honte
à notre civilisation et que condamnent également
le bon goût et la science? Nous savons que toutes
ces questions d'hygiène sont dominées par des
questions d'argent; que les villes, comme les individus, doivent rester dans les limites de leurs
ressources, et il ne nous appartient point d'entrer
dans ces détails d'administration; mais nous bor-
nant à ce qui est de notre compétence, nous avons

voulu signaler la haute importance de certaines améliorations et appeler toute la sollicitude des autorités sur un objet qui touche de si près à la santé publique, et doit, par conséquent, être considé comme de première nécessité.

Si la salubrité des habitations est une des principales exigences de l'hygiène, celle des rues mérite aussi d'être surveillée avec la plus grande attention : celles-ci, en effet, peuvent être regardées comme les artères par lesquelles l'air circule et parvient à tous les points ; elles sont les réservoirs où chaque maison vient s'approvisionner de l'aliment indispensable à la respiration et à la vie. Il faut donc que l'air auquel elles livrent passage, soit toujours pur, et ne soit jamais vicié par des émanations délétères ; les rues doivent toujours avoir une largeur proportionnée à l'élévation des maisons, et aux besoins de la circulation : si elles étaient étroites et tortueuses, l'air et le soleil ne pourraient y pénétrer librement ; il importe aussi qu'elles soient pavées et nivelées avec soin, afin que les eaux de toute nature trouvent un écoulement facile, et cet avantage ne peut être obtenu qu'autant que les ruisseaux où se rendent les eaux ménagères sont bien entretenus et que leur pente est assez forte pour que les liquides n'y séjournent pas, lors même qu'ils y sont en petite quantité.

Nécessité de faciliter la circulation de l'air.

Ecoulement des eaux.

Boues et immondices. Les boues et les immondices provenant des maisons, ne doivent être déposées sur la voie publique que momentanément, et il importe qu'elles soient enlevées rapidement et ne séjournent point dans les rues, où elles ne tardent pas à se corrompre et produisent par leur décomposition des gaz méphitiques.

Arrosage. Enfin il serait à désirer que les rues, les ruisseaux et les égouts fussent lavés à grande eau, afin d'entraîner loin de la ville, toutes les substances nuisibles.

Vœux exprimés à ce sujet par le Conseil. Le Conseil d'hygiène de Nimes a, dans plusieurs séances, agité ces questions de salubrité publique. Plus d'une fois il s'est plaint de la malpropreté de nos rues en général; il en a même signalé quelques-unes qui lui ont paru dans de si mauvaises conditions, qu'il était urgent de les assainir. Le procès-verbal de la séance du 8 décembre 1864, contient un paragraphe ainsi conçu : « Le Conseil appelle de nouveau l'attention de l'autorité sur la malpropreté des rues de Nimes. Les immondices déposées le matin sur la voie publique y séjournent trop longtemps, le balayage se fait avec trop de lenteur, et d'une manière insuffisante. Cette incurie est indigne d'une cité riche et populeuse, fière à la fois, et à juste titre de la beauté de ses monu-

ments et du développement de son industrie, et il
est du devoir du Conseil d'hygiène de signaler et
de combattre incessamment ces causes d'insalubrité, impuissantes sans doute à produire par elles-
même de grandes épidémies, mais bien faites pour
en favoriser l'extension et en augmenter l'intensité
si, sous l'influence d'autres causes, elles venaient
à éclater parmi nous. »

On lit au procès-verbal de la séance du 26 août
1865 : « Le Conseil revient avec insistance sur
» une question qu'il a maintes fois abordée, le
» défaut de propreté de presque toutes les rues de
» la ville et l'insuffisance des moyens employés
» pour y pourvoir. Les immondices séjournent
» indéfiniment sur la voie publique; les rues sont
» mal balayées; les ruisseaux, mal pavés, retien-
» nent les eaux qui se décomposent, les égouts et
» les vespasiennes répandent des exhalaisons pes-
» tilentielles. Déjà le Conseil, à plusieurs reprises
» a signalé ces inconvénients, et nous ne voyons
» pas qu'il y ait été apporté aucun remède. Il est
» très regrettable d'avoir à constater l'inexécution
» de mesures qui intéressent à un si haut degré
» la santé et le bien-être de nos populations, et
» auxquelles l'administration municipale devrait
» apporter le plus grand soin dans tous les temps
» mais surtout lorsqu'une épidémie redoutable
» atteint des cités voisines et nous menace peut-
» être d'une invasion prochaine. »

Mesures incomplètes prises jusqu'à ce jour.

Il était difficile d'appeler en termes plus pressants l'attention de l'autorité, sur les améliorations que demandait la voirie de la ville de Nimes, et pourtant ce n'est qu'en ces derniers temps qu'on s'est occupé d'une manière sérieuse de porter remède à un état de choses si fâcheux. Le danger dont nous menaçait le choléra, a donné une utile impulsion à toutes les mesures de salubrité, et l'administration actuelle a réalisé des progrès devant lesquels tombent, en grande partie, nos plaintes jadis si légitimes.

Nécessité d'amener des eaux à Nimes.

Mais tout en reconnaissant qu'on a fait quelque chose, hâtons-nous d'ajouter qu'il reste encore beaucoup à faire. Pendant l'été, lorsque la chaleur rend plus active la décomposition des matières animales, les égouts et les vespasiennes donnent lieu à des exhalaisons fétides, et le Conseil d'hygiène n'avait pas manqué de constater leur nocuité. Pour diminuer ces effets *funestes*, il avait demandé que les bouches d'égouts et les vespasiennes fussent lavées chaque jour avec un liquide désinfectant, une solution de sulfate de zinc ou de fer, dont le bas prix aurait permis de renouveler fréquemment cette opération.

Mais persuadé que ce n'était là qu'un moyen de pallier le mal, et que pour se débarrasser entièrement de ces foyers d'infection il fallait disposer de

grandes quantités d'eau, le Conseil crut devoir
émettre un vœu en faveur d'un projet pour amener
des eaux à Nimes. Dans la séance du 12 août 1864,
à l'occasion de la malpropreté des rues, après
avoir fait ressortir les nombreux inconvénients
qui peuvent en résulter, le procès-verbal ajoute :
« Pour les faire disparaître d'une manière com-
» plète et suffire aux exigences d'une bonne
» hygiène, il faudrait laver, à grande eau, rues,
» ruisseaux, égouts et vespasiennes. Or, cet élé-
» ment indispensable de propreté et de salubrité
» manque absolument à Nimes. Tout en restant
» dans la limite de ses attributions, et se plaçant
» exclusivement au point de vue hygiénique, le
» Conseil déclare que l'adduction des eaux répon-
» drait à un besoin urgent, et serait un immense
» bienfait pour notre ville. En conséquence, il
» appelle sur ce point toute la sollicitude de
» M. le Préfet, et le prie de favoriser de toute
» son influence l'adoption et l'exécution d'un
» projet capable de satisfaire à une nécessité res-
» sentie par tout le monde. »

Les eaux de la fontaine de Nimes forment, à peu
de distance de leur source, un canal dit de l'Agau
qui traverse la ville de l'ouest à l'est d'abord, et
puis se dirige vers le sud. Ce canal qui, jusqu'à
ces dernières années, était à découvert dans pres-

Canal
de l'Agau.

que tout son parcours, servait de lavoir aux ménagères, et aussi aux teinturiers, dont les ateliers
étaient établis en grand nombre sur ses bords.
Tant que les eaux étaient abondantes, les matières et les détritus de ces diverses opérations
étaient rapidement entraînés vers la campagne;
mais pendant l'été et durant les longues sécheresses si communes dans notre pays, le débit de la
fontaine diminuait considérablement, et la petite
quantité d'eau qui coulait dans l'Agau était promptement viciée; une vase noire et fétide couvrait le
fond du canal: ce n'était plus alors un canal, mais
un égout qui traversait la ville dans toute sa lon-
gueur et constituait un foyer d'infection pour tous
les quartiers voisins. Peu à peu, l'Agau a été recouverte dans la majeure partie de son parcours, et,
dans sa séance du 16 août 1864, le Conseil d'hygiène demanda que la portion qui subsiste encore
dans l'état que nous venons de décrire fût recouverte également.

« Ce canal, dit le procès-verbal, ne fournit
pendant l'été qu'une minime quantité d'eau, qui
devient promptement impropre au lavage et qui,
coulant avec peine sur un fond de vase infecte,
constitue un véritable danger pour les quartiers
qu'elle traverse. Plusieurs lavoirs ont été créés
dans nos faubourgs par des industriels, et il serait
facile à l'administration municipale d'en établir

Lavoirs
publics.

de publics, en attendant que, par une large distribution d'eau, elle ait pourvu au plus pressant
besoin de notre population. »

Le même cours d'eau était utilisé jadis pour
mettre en mouvement plusieurs moulins à farine
qui tous ont disparu successivement, et dont le
dernier, le moulin Magnin, a excité maintes fois
les plaintes du Conseil d'hygiène. Il était situé sur
le Vistre qui fait suite à l'Agau, au sud de la ville,
Un barrage établi en cet endroit retenait les
eaux jusqu'à ce qu'elles se fussent rassemblées en
quantité suffisante pour faire aller le moulin, et
on conçoit aisément quel amas de boues puantes
devaient amener en ce point des eaux telles que
celles de l'Agau. Conformément aux vœux réitérés
du Conseil, le moulin Magnin a été supprimé ;
la portion du Vistre en amont de cette usine a été
recouverte, et le cloaque bourbeux qui rendait
insalubres ces quartiers nouveaux a été trans-
formé en une large promenade reliant le quai
Roussi au boulevart du Viaduc.

Le Vistre. Moulin Magnin.

Les ruisseaux qui bordent les rues sont destinés à recevoir les eaux pluviales et les eaux de
service des maisons riveraines et à les conduire
aux plus prochains égouts, mais jamais celles des
usines ou établissements insalubres ou incommo-

Ruisseaux.

des, lors même que ceux-ci ont été régulièrement
autorisés ; le Conseil a demandé, plus d'une fois,
que les liquides de cette provenance fussent reçus
dans un canal couvert et amenés dans les égouts
publics. Ce vœu a été formulé d'une manière
expresse, relativement à l'abattoir des porcs, situé
rue du Mail, et dont les eaux, chargées de matières animales, étaient versées dans le ruisseau de
cette rue et parcouraient, à découvert, un trajet
de près de 200 mètres. Cette infraction aux lois
de l'hygiène était d'autant plus répréhensible
que l'abattoir est un établissement public, placé
sous la direction de la municipalité, laquelle doit
être la première à adopter les mesures de salubrité, afin d'avoir le droit de les imposer aux
particuliers. Depuis longtemps, satisfaction a été
donnée à ce vœu.

Le Conseil avait aussi demandé que les ruisseaux de certaines rues, entre autres, de la rue
Childebert, fussent pavés avec soin et de façon
qu'une pente assez rapide rendît facile l'écoulement des eaux ; ces rigoles sont en si mauvais
état que les eaux séjournent de distance en distance et forment des flaques infectes. Moins heu-
reuse que la précédente, cette demande n'a pas
été écoutée, et la rue Childebert, qui renferme
une population nombreuse, attend encore cette
amélioration.

A l'extrême limite des faubourgs, à l'est et à
l'ouest, se trouvent les deux Cadereaux, petits
torrents qui se dirigent du nord au midi et por-
tent vers la plaine les eaux pluviales des collines aux pieds desquelles est assise la ville de
Nimes. Leur lit, presque toujours à sec, sert de
réceptacle à plusieurs égouts et aux déjections
de quelques établissements industriels ; par suite
d'une négligence fâcheuse, et contre laquelle le
Conseil d'hygiène s'est élevé plus d'une fois, ce
lit n'est l'objet d'aucun entretien et d'aucune
surveillance. Nulle précaution n'a été prise pour
favoriser l'écoulement des eaux corrompues ; l'intérêt privé disposait de ce sol à peu près sans
contrôle, et les uns y entreposaient des fumiers,
les autres y jetaient des décombres, d'autres
enfin creusaient çà et là pour prendre du sable
ou du gravier ; aussi les liquides versés dans le
Cadereau rencontrant, à chaque pas, des obs-
tacles à leur écoulement, formaient, en maint
endroit, des amas d'eau croupissante.

Le Conseil s'est occupé plus d'une fois de cet
objet ; il avait demandé d'abord que le point le
plus déclive du lit du Cadereau, situé à l'ouest,
fût pavé, afin que l'eau pût y circuler librement ;
plus tard, il a exprimé le vœu que les matières,
provenant du grand abattoir, et qui sont la prin-

Cadereaux.

Cadereau
de l'ouest.

cipale cause d'infection de ce Cadereau, fussent conduites par un canal couvert jusqu'au delà du viaduc, vers l'ancien chemin de Générac, mais qu'en attendant, on veillât à ce que le cours de ce ruisseau ne fût point obstrué.

Cadereau de l'est. Un vœu analogue a été formulé relativement au Cadereau du chemin d'Uzès. Celui-ci, dans son parcours, entre le viaduc et le chemin de Beaucaire, reçoit les déjections d'une fabrique de colle, et les eaux chargées de matières animales, croupissant dans ce ruisseau, produisent des exhalaisons incommodes et malsaines. Le Conseil a demandé qu'il fût interdit aux concessionnaires de cette usine de déverser dans le Cadereau les résidus de leur fabrication.

Tanneries des Calquières. Enfin, pour épuiser la liste des propositions dont le Conseil d'hygiène de Nîmes a pris l'initiative, nous devons mentionner divers établissements incommodes ou insalubres existant depuis longtemps dans l'intérieur de la ville ou dans ses alentours, et fonctionnant soit en vertu d'une autorisation régulière, soit par suite d'une ancienne tolérance et d'une sorte de droit acquis. Ces établissements ou quelques-unes de leurs dépendances ayant été jugés dangereux pour la santé publique, le Conseil en a demandé la suppression.

En premier lieu, figurent les anciennes tanneries des Calquières ; le quartier où elles sont situées était jadis peu habité et assez éloigné du centre de la population ; mais, par suite de l'agrandissement de la ville, elles se sont trouvées au milieu de rues populeuses et à proximité d'une de nos principales promenades, le boulevart des Calquières. On n'a pas tardé à ressentir les inconvénients d'un pareil voisinage, et le Conseil d'hygiène a insisté auprès de l'administration pour qu'elle prît les mesures propres à faire disparaître ces foyers d'infection.

Ces établissements, éminemment insalubres, vont disparaître bientôt, et cette mesure était d'autant plus urgente, que le quartier des Calquières n'a pas été le moins maltraité dans les différentes épidémies qui ont sévi à Nimes, notamment dans le choléra de 1835.

La même demande a été faite concernant deux fabriques de ravats, situées l'une rue Titus et l'autre rue de la Ferrage. Les industries de ce genre donnent lieu à des émanations très incommodes et même malsaines, et il convient qu'elles soient rejetées hors de l'enceinte des villes ; et cela est d'autant plus nécessaire que les rues où elles sont situées, sont le plus souvent étroites et mal aérées.

Fabrique de ravats.

Entrepôt de boues et immondices. Des entrepôts de boues et immondices, établis sans autorisation, existent en plusieurs endroits, à l'extrémité des faubourgs et à une distance trop petite des habitations pour que celles-ci n'en soient pas sérieusement incommodées. Le Conseil a appelé l'attention de l'autorité sur des entrepôts de ce genre, placés rue du Moulin-Raspail, au chemin de Générac et au chemin de Grézan, immédiatement au dessous du viaduc du chemin de fer, et considérant que les propriétaires n'étaient point munis d'une autorisation régulière, il a formulé le vœu qu'on fît disparaître sans retard ces amas d'ordures et de fumiers, cause manifeste d'insalubrité.

Eaux corrompues versées sur la voie publique. Une triperie existe au bout de la rue des Tilleuls, dans d'assez bonnes conditions : elle est à la dernière limite des habitations; mais les eaux provenant du lavage des boyaux, chargées de matières animales de toute sorte, étaient versées dans le ruisseau et y formaient des mares infectes. Le Conseil a demandé que ces eaux fussent conduites à l'égout le plus voisin par un canal couvert, et que dans aucun cas elles ne fussent jetées dans le ruisseau qui borde la rue.

Une tannerie située au chemin d'Arles, et à une distance suffisante de la ville, déverse ses eaux corrompues dans le fossé qui borde la route;

une demande a été formulée aussi pour que ces eaux fussent absorbées sur place et qu'elles ne vinsent plus désormais infecter une route toujours très fréquentée.

Le sieur Roux avait formé un entrepôt de vidanges au chemin de Grézan, à peu de distance de l'octroi du chemin de Beaucaire. Cet établissement avait été autorisé après une enquête et après l'accomplissement de toutes les formalités légales; mais, par la négligence des propriétaires, les eaux chargées de matières animales putréfiées s'écoulaient sur le chemin et y formaient des cloaques qu'on ne pouvait laisser subsister sans danger. Le Conseil pria M. le Préfet d'enjoindre aux agents chargés de ce service de veiller à ce que les propriétaires fussent tenus de se conformer rigoureusement aux conditions qui leur sont imposées, et, à cette occasion, il consigna dans le procès-verbal une observation d'une très grande portée au point de vue pratique. Chaque fois, dit-il, que le Conseil. consulté pour savoir s'il fallait autoriser un établissement incommode ou insalubre, a cru devoir émettre un avis favorable, il a eu soin d'indiquer en même temps les mesures qui lui paraissaient convenables, pour prévenir les dangers ou pour diminuer les inconvénients auxquels était exposée la santé publique; mais

Entrepôt des vidanges. Inexécution des mesures prescrites.

ces précautions deviennent illusoires, si, par une négligence intéressée, les industriels se soustraient aux conditions prescrites, et c'est à l'autorité seule qu'il appartient d'exercer sur eux une surveillance efficace.

L'intérêt privé se préoccupe fort peu de l'utilité générale ; il a besoin d'être maintenu par un contrôle sévère, et le Conseil d'hygiène, dans une autre circonstance, a dû faire la même remarque concernant une fabrique de colle : « Selon l'habitude des industriels, qui ne sont point soumis à une surveillance rigoureuse et incessante, dit le procès-verbal du 26 août 1865, les propriétaires de cette usine déversent leurs eaux dans le lit du Cadereau, où elles constituent un foyer d'émanations putrides ; ainsi se trouvent éludées, au détriment de la salubrité publique, les conditions expresses moyennant lesquelles ces établissements ont été autorisés. »

On voit, par cet exposé, que le Conseil d'hygiène de Nimes avait pris sa mission au sérieux, et ce n'est sans doute pas rendre un médiocre service que de mettre à l'ordre du jour les questions de salubrité, et attirer sur elles l'attention de l'autorité, dans un pays où il y a tant à faire sous ce rapport.

ETABLISSEMENTS

DANGEREUX, INSALUBRES OU INCOMMODES

Après avoir exposé les travaux du Conseil, relatifs à la salubrité générale de la ville et de ses environs, et les différentes mesures qu'il a proposées à l'administration pour améliorer l'état sanitaire de notre ville, nous avons à faire connaître les questions qui ont été soumises à son examen et sur lesquelles il a dû donner un avis demandé par l'autorité. Nous aurions donc à faire l'énumération de tous les établissements dangereux, insalubres ou incommodes, fondés à Nimes, et dans l'arrondissement depuis 1849, lesquels n'ont pu être autorisés qu'après une enquête et un avis motivé du Conseil d'hygiène. Mais c'est ici surtout que se fera sentir la lacune que nous signalions au début de ce travail, et nous serons bien forcés de passer sous silence presque tous ceux de ces établissements dont le Conseil s'est occupé dans des séances dont les procès-verbaux ne figurent pas sur notre registre; pour les autres, nous suivrons l'ordre des dates, et nous extrairons successivement de tous les procès-verbaux ce qui concerne cet objet.

Abattoir des porcs. Une des premières affaires soumises au Conseil d'hygiène, est celle de l'abattoir des porcs; nous ne saurions en indiquer la date précise : nous pouvons toutefois affirmer qu'elle remonte au moins à l'année 1850. A cette époque, l'abattoir des porcs était situé place de l'ancien Marché aux Bœufs, à l'endroit où, depuis lors, a été construit un temple affecté au culte protestant. Cet emplacement ne pouvait, en aucune façon, convenir à un établissement de ce genre; il se trouvait, en effet, au milieu d'un des faubourgs les plus populeux, entouré de tous les côtés de rues habitées dans tout leur développement. Il présentait donc, pour son voisinage, tous les inconvénients d'un établissement incommode et insalubre, et il devenait urgent de le supprimer et de le transférer dans un lieu plus propice. Pour satisfaire à de nombreuses réclamations et aux

exigences de l'hygiène, l'administration prit ce
parti. Malheureusement, le nouvel emplacement
dont elle fit choix ne valait guère mieux que l'ancien. Par rapport aux habitations, sa situation
était à peu près la même : il s'agissait, en effet,
de construire cet abattoir à l'est du nouveau
marché aux bœufs, dans un quartier presque aussi
populeux que celui qu'on voulait délivrer d'un
voisinage dangereux, et au milieu de rues qui
servent de demeure à une population ouvrière
très nombreuse. Le Conseil d'hygiène, consulté
sur l'opportunité de cet établissement, après avoir
examiné cette affaire avec tout le soin qu'elle
comportait, après avoir entendu le rapport d'une
commission chargée de visiter les lieux, conclut,
à l'unanimité, au rejet de cette proposition,
témoignant son étonnement qu'on n'eût pas eu
la pensée de construire un abattoir des porcs à
côté de l'abattoir principal; par là, on eût supprimé un de ces foyers d'infection, et on aurait
annexé le nouveau à l'ancien qui, eu égard à sa
situation, laisse peu de chose à désirer.

L'opinion du Conseil d'hygiène ne fut point
adoptée, et le nouvel abattoir fut construit à l'endroit où il est aujourd'hui. Cette détermination
parut très regrettable au Conseil, non pas surtout
parce qu'on n'avait pas tenu compte de l'avis des
hommes compétents, mais parce qu'il était bien

convaincu que la présence d'un établissement insalubre en ce point devait être préjudiciable à la santé publique, et que, conformément à des principes qui ne sont plus contestés aujourd'hui, il était du plus haut intérêt de rejeter loin des habitations un atelier de cette nature.

Ce mépris de l'avis formel et soigneusement motivé du Conseil d'hygiène ne fut point le seul incident de cette regrettable affaire ; oubliant toute espèce de règle de salubrité, les constructeurs de l'abattoir déversèrent dans l'une des rues voisines, la rue du Mail, les eaux de service, chargées de sang, d'urines, de matières fécales, et leur firent parcourir, à ciel ouvert, un trajet de 200 mètres environ, jusqu'à la rencontre de la plus prochaine bouche d'égout. Ce n'est que sur les instances réitérées du Conseil qu'il a été porté remède à ce dernier inconvénient, et qu'un canal couvert et maçonné a été fait pour recevoir les eaux à leur sortie de l'abattoir.

Fabrique d'engrais.

Séance du 4 février 1856. — Le Conseil est invité à donner son avis :

1° sur la demande du sieur Plantier, tendant à obtenir l'autorisation de créer une usine pour la fabrication des engrais ; le local choisi par le sieur Plantier est à une petite distance de la ville, et sur le bord de la route impériale de Montpellier. Ces considérations suffisent pour que le Conseil émette l'avis de refuser au pétitionnaire l'autorisation qu'il demande : l'établissement projeté, incommode et insalubre, présenterait de graves inconvénients pour la ville et pour les nombreux voyageurs qui fréquentent incessamment la grande route sus nommée.

2° Sur la demande du sieur Antoine Layale, à l'effet d'établir une atelier d'équarrissage dans une propriété qui lui appartient à l'extrémité du faubourg de Beaucaire ; le Conseil, après un examen attentif de toutes les pièces qui se trouvent au dossier de cette affaire, considérant que l'emplacement sur lequel le sieur Layale se propose de créer son atelier est entouré d'habitations, qu'il est à une très faible distance de la ville, qu'il est situé sur le bord de la grande route de Nîmes à Beaucaire, est d'avis qu'il y a lieu de rejeter sa demande.

Ateliers d'équarrissage

Dans sa séance du 9 avril 1856, le Conseil a eu à s'occuper également de deux demandes en autorisation d'établir des ateliers d'équarrissage.

Dans la première, celle de Guillaume Layale, l'établissement projeté aurait été situé près du champ de manœuvres, à 80 mètres de la route d'Arles, à une très petite distance de la ville et de certaines maisons d'habitation. Ces motifs

ont déterminé le Conseil à émettre un avis contraire à cette demande.

Dans la seconde, formulée par le sieur Antoine
Layale, il s'agissait d'un emplacement situé à une
distance bien suffisante de la ville, dans les collines
qui s'étendent au nord-est de Nimes, près d'une
propriété connue sous le nom de mas de Blazin.
Une vive opposition fut faite à ce projet par les
voisins, et notamment par le propriétaire du mas
de Blazin. En examinant les diverses pièces de cette
affaire, le Conseil reconnut qu'il existait une grande
divergence entre les allégations du pétitionnaire,
d'une part, et celle des opposants, d'autre part, au
sujet de la distance à laquelle le terrain choisi se
trouvait des habitations; il importait, en outre,
d'examiner si les eaux de la source dite *Font-d'Es-
calier* ne risquaient pas d'être viciées par les infil-
trations de l'établissement projeté; la Font-d'Es-
calier est, en effet, le seul endroit où les habitants
de ce quartier puissent s'approvisionner d'eau
potable, et elle est un peu en aval du point où il
s'agissait de créer l'atelier d'équarrissage. Le Conseil d'hygiène, pour avoir des renseignements
précis, nomma une commission qui se rendit sur
les lieux, et, quelques jours après, le 14 avril, sur
le rapport de cette commission, il déclara qu'il y
avait lieu de repousser la demande du sieur
Antoine Layale.

Le 21 juillet 1856 , le Conseil est informé qu'il a à délibérer sur une demande du sieur Guillaume Layale ; celui-ci se propose d'établir un atelier d'équarrissage, sur un terrain situé dans le territoire de Nimes , section de Courbessac , quartier de la Dissette , n° 865 du plan cadastral.

Le Conseil, après un examen attentif des diverses pièces du dossier qui lui est soumis, et attendu que, dans l'exposé du demandeur et le dire des opposants à la création de l'établissement dont il s'agit, il y a des énonciations complétement opposées ; qu'un examen des lieux ne peut qu'être avantageux, et doit mettre l'administration à même de se prononcer avec pleine connaissance de cause, décide qu'une commission prise dans son sein se rendra sur les lieux, et qu'il statuera plus tard sur le rapport de cette commission. Le 23 juillet, le Conseil adopta les conclusions de ce rapport ainsi conçu :

« La Commission , après avoir, en présence du demandeur et de plusieurs propriétaires opposants, examiné la nature du terrain , la contenance de la parcelle 865, la distance à laquelle elle se trouve de la route impériale (250 mètres); après avoir constaté que ce terrain se trouve au milieu d'un plateau parfaitement découvert et exposé à tous les vents ;

» Attendu que les habitations des opposants sont à de grandes distances et que l'établissement de

4

Layale ne pourra être pour aucun d'eux une cause d'insalubrité ;

» Attendu qu'on ne saurait trouver un lieu plus convenable à tous égards pour l'établissement projeté, est d'avis que l'autorisation demandée par le sieur Guillaume Layale lui soit accordée, sauf les réserves ci-après :

» 1° La parcelle de terrain sera entourée d'un mur de clôture de 4 mètres d'élévation ;

» 2° Un puits absorbant sera creusé dans l'intérieur de l'atelier ;

» 3° Les cadavres des animaux seront transportés dans une voiture fermée. »

Séance du 20 janvier 1857.

Atelier
d'équarrissage

Le Conseil est appelé à émettre un avis sur la demande formée par le sieur Antoine Layale, aux fins d'être autorisé à établir un atelier d'équarrissage, sur le territoire de la ville de Nimes, section U, au quartier du mas de la Rouvière. Toutes les pièces concernant cette affaire sont déposées sur le bureau et soumises au Conseil, lequel, après en avoir pris connaissance, et considérant que l'atelier projeté se trouve à une très grande distance de toute habitation et de toute voie de communication fréquentée; qu'il ne peut être pour aucun propriétaire une cause sérieuse d'insalubrité ou d'incommodité, émet l'avis que la demande faite par le sieur Antoine Layale soit favorablement accueillie.

Dans la séance du 18 mai 1857, le Conseil est Atelier
d'équarrissage chargé de délibérer sur la demande du sieur Guillaume Layale, à l'effet d'obtenir l'autorisation de créer un atelier d'équarrisage dans la commune de Besouce, quartier de Nivourelle.

Le Conseil, après avoir pris connaissance de toutes les pièces relatives à cette affaire, considérant qu'aucune opposition n'a été formée contre l'établissement dont il s'agit; que M. le maire de Besouce a émis un avis favorable; que l'atelier projeté se trouvera éloigné du village de Besouce de 1 kilomètre environ et de 700 mètres de celui de Saint-Gervazi, pense que la demande du sieur Guillaume Layale doit être favorablement accueillie.

Les ateliers d'équarrissage figurent au premier rang parmi les établissements insalubres. Quels que soient les perfectionnements apportés à cette industrie, c'est une de celles qui, par sa nature même, offrent le plus de dangers et d'inconvénients pour la santé publique. Les cadavres des animaux transportés dans ces endroits entrent rapidement en décomposition; les matières en putréfaction dégagent des odeurs désagréables et malsaines, et les mouches, qu'elles attirent toujours en grand nombre, peuvent, en certains cas, devenir les agents d'une contagion redoutable, lorsque, par exemple, les animaux ont succombé à des maladies charbonneuses. Si l'on ajoute à toutes ces considérations le dégoût qu'inspire la vue seule de ces ateliers, on comprendra avec quelle rigueur ils doivent être proscrits, non seulement de l'enceinte des villes, mais encore du voisinage de tous les lieux fréquentés. C'est pour se conformer à ces règles de prudence que le Conseil d'hygiène a successivement repoussé plusieurs demandes de ce genre et n'a émis un avis favorable que pour les établiseements placés de façon à ne pouvoir porter aucune atteinte à la salubrité publique.

Séance du 15 *mai* 1858.

Fabrique de suif d'os. Le sieur Jean-Baptiste Rome, demande l'autorisation d'établir, vers l'extrémité de la rue Childebert, n° 24. une fabrique de suif d'os, dans laquelle il se propose de faire usage d'une chaudière autoclave. Le plan des lieux, les procès-verbaux d'enquête et toutes les pièces renfermées au dossier sont mises sous les yeux du Conseil.

Après avoir pris connaissance de toutes ces pièces, et malgré l'avis favorable donné par

M. le Maire, considérant : 1° que l'exercice d'une pareille industrie suppose nécessairement un approvisionnement plus ou moins considérable d'os d'animaux auxquels adhèrent toujours quelques parties molles; que ces substances entreraient promptement en putréfaction, et qu'un pareil entrepôt constituerait un foyer permanent d'infection;

3° Que cette usine, dangereuse pour la santé publique, se trouverait au milieu d'un quartier populeux et déjà fort mal partagé sous le rapport de la salubrité;

4° Que les eaux dans lesquelles les os auraient été soumis à l'ébullition, formeraient un liquide chargé de matières animales, produisant des émanations incommodes et malsaines, et que le sieur Rome n'indique point de quelle manière il s'en débarrasserait, le Conseil est d'avis que l'autorisation demandée par le sieur Rome doit lui être refusée.

Séance du 9 novembre 1858.

Le Conseil est invité à donner son avis sur la demande du sieur François Laurent, à l'effet d'être autorisé à maintenir un dépôt de cuirs verts et de peaux fraîches, qui existe déjà, mais sans autorisation, rue Childebert, n° 20, ainsi qu'une fabrique de chandelles.

Dépôts de cuirs et de peaux fraîches. Fabrique de chandelles.

Le Conseil, après l'examen des pièces produites,

attendu que les établissements dont il s'agit, sont de nature à nuire à la salubrité publique et sont, par dessus tout, fort incommodes; attendu que le quartier où l'on voudrait les maintenir est habité par une population ouvrière nombreuse, dont les habitations ont besoin d'être assainies par tous les moyens possibles; qu'il importe d'en éloigner rigoureusement toutes les causes d'insalubrité, émet l'avis que la demande du sieur François Laurent soit rejetée.

Dans la séance du 31 janvier 1859, le Conseil a eu à statuer sur la demande du sieur Joseph Laurent pour établir un étendage de cuirs verts et de peaux fraîches, rue Childebert, n° 40.

Le Conseil, guidé par les mêmes motifs et les mêmes considérations qu'il avait fait valoir dans sa délibération du 9 novembre 1858 a pensé qu'il fallait aussi rejeter la demande du sieur Joseph Laurent.

Distillerie de 3/6 et de térébenthine.

Dans la même séance du 31 janvier 1859, le Conseil avait à délibérer sur la demande du sieur Charles Renouard, tendant à être autorisé à conserver une distillerie de 3/6 et de térébenthine qui fonctionne depuis trois ans à Nîmes, rue de la Treille, n° 19.

Le Conseil, après avoir pris connaissance de

toutes les pièces du dossier, et notamment du rapport de M. le Commissaire de police, attendu que les plaintes qui avaient été formulées dans le mois de juillet ne se sont pas reproduites dans l'enquête qui a eu lieu au mois d'octobre;

Attendu que la distillerie du sieur Renouard est complètement isolée; que d'ailleurs étant destinée à raffiner des matières, elle fournit très peu de résidus et ne répand que peu d'odeurs;

Attendu que les dangers d'incendie ont disparu depuis que les matières sont mises en ébullition au moyen de la vapeur;

Attendu enfin que le résultat de l'enquête est favorable au pétitionnaire,

Est d'avis que sa demande doit être accueillie.

Séance du 12 mars 1861

Le sieur Pradon a demandé l'autorisation de créer un établissement destiné à l'extraction du suif des os; les locaux affectés à cette industrie seraient situés section KK, n° 33, sur le bord de l'ancien chemin de Générac. Le Conseil, considérant que l'industrie dont il s'agit est éminemment insalubre et incommode; que l'établissement projeté, bien que situé à une grande distance de la ville, serait entouré de nombreuses maisons d'exploitation; que son voisinage serait très préjudi-

Usine Pradon.
Extraction
du
suif des os.

ciable aux cultures potagères, si nombreuses en ce quartier, à cause des rats qu'il attirerait en grand nombre, est d'avis qu'il n'y a pas lieu d'accorder l'autorisation demandée.

Entrepôt de graisse et fonderie à feu nu.

Dans la séance du 18 janvier 1862, le Conseil a, pour les mêmes motifs, rejeté la demande du sieur Laurent, tendant à obtenir l'autorisation d'établir, sur le bord de la route impériale de Montpellier, à un demi kilomètre du pont-viaduc du chemin de fer, un entrepôt de graisse et une fonderie à feu nu. Le Conseil estime qu'un établissement incommode et insalubre ne peut être toléré dans le voisinage immédiat d'une grande route, et qu'il y aurait de grands inconvénients pour les voyageurs qui y circulent incessamment. Le pétitionnaire alléguait, à l'appui de sa demande, que les matières animales seraient désinfectées à l'aide du procédé Durcet, et que les mauvaises odeurs seraient neutralisées par ce moyen; néanmoins, le Conseil est d'avis qu'il faut repousser, loin des habitations et des lieux très fréquentés, les établissements insalubres, quel que soit le perfectionnement des procédés que l'on permet d'y mettre en usage. On sait, en effet, combien les concessionnaires, une fois l'autorisation obtenue, se montrent peu soucieux de se conformer aux règles qui leur ont été prescrites.

Les sieurs Delbreil frères demandent l'autorisation d'établir un entrepôt de vidanges dans une propriété située sur l'ancien chemin de Générac. Après avoir pris connaissance de toutes les pièces relatives à cette affaire, procès-verbaux faits dans les communes intéressées, plan des lieux, oppositions et adhésions, le Conseil décide qu'une commission se transportera sur les lieux pour qu'il puisse émettre un avis avec pleine connaissance des faits. Conformément au rapport de la commission, le Conseil pense que l'emplacement convient à sa destination, qu'il est assez éloigné de la ville et des habitations rurales, et que l'autorisation doit être accordée. Le Conseil propose d'imposer aux sieurs Delbreil la condition de désinfecter les matières à l'aide des sels de fer, qui, en neutralisant les mauvaises odeurs, ont l'avantage de fixer et de conserver des gaz précieux pour l'engrais (séances des 22 et 24 mars 1862).

Entrepôt de vidanges au chemin de Générac.

Séance du 1er avril 1862.

Conformément à une dépêche ministérielle et sur l'invitation de M. le Préfet, le Conseil d'hygiène de Nimes est appelé à émettre son avis sur l'utilité que peut présenter, au point de vue médical, l'exploitation de la source minérale de

Eaux minérales de Vergèze.

Vergèze, dite des Bouillants. M. le président met sous les yeux du Conseil : 1° la demande adressée à M. le Ministre de l'agriculture et du commerce par le propriétaire de ces eaux; 2° deux notices ou études médicales sur ces mêmes eaux; 3° le résultat de l'analyse chimique faite par M. Courcière, professeur de chimie au lycée impérial de Nimes. Le Conseil, après avoir pris connaissance de ces diverses pièces, considérant que les propriétés thérapeutiques des eaux de Vergèze lui sont connues depuis longtemps, est d'avis qu'il y a utilité à autoriser l'exploitation de cette source.

Fabrique d'huile de schiste.

Dans la séance du 29 juillet 1862, M. le Président expose au Conseil qu'il est consulté sur l'opportunité de la demande du sieur Jean-Baptiste Picard, à l'effet d'établir, dans la ville de Nimes, une fabrique d'huile de schiste; il remet, en même temps, sur le bureau, toutes les pièces de l'enquête à laquelle a été soumise cette demande, ainsi que le plan des lieux où l'usine doit être établie.

Le Conseil, attendu que la demande du sieur Picard n'a trouvé aucune opposition de la part des personnes intéressées; que toutes, au contraire, lui sont favorables, est d'avis que l'autorisation sollicitée soit accordée.

Ensuite, M. le Président donne lecture au Conseil d'une lettre adressée à M. le Préfet par
M. Boucoiran, qui vient récemment d'installer,
dans son établissement de bains, des appareils
hydrothérapiques. Cet industriel sollicite, de la
part du Conseil d'hygiène, une visite de l'établissement qu'il vient de créer, afin de mettre à profit
les observations qui pourront lui être adressées et
d'introduire, dans les appareils, tous les perfectionnements désirables.

A cette occasion, quelques scrupules s'élèvent
dans l'esprit de certains membres du Conseil; ils
se demandent si cette visite entre bien dans les
attributions du Conseil d'hygiène, et si son avis ne
pourra pas être regardé comme une recommanda-
tion, comme une sorte de réclame en faveur d'une
industrie privée. La majorité, considérant que l'hy-
drothéraphie, comme moyen curatif, trouve son
application dans un grand nombre de maladies;
qu'il est important que cette médication soit mise
à la portée de tout le monde à l'aide des appareils
les plus perfectionnés; que, par suite, il convient
d'encourager une entreprise qui peut rendre de
grands services à notre population, pense qu'il y a
avantage à déférer au vœu de M. Boucoiran, afin
d'approuver ce qui a été bien conçu et bien exécuté,
et conseiller des améliorations, s'il y a lieu d'en
proposer. Une Commission, composée de trois

Etablissement
hydrothéra-
pique.

membres, est chargée de visiter ledit établisement
et de faire un rapport sur cet objet. Ce rapport, lu
dans la séance suivante, 22 novembre 1862, constate que l'établissement hydrothéraphique de M.
Boucoiran est aussi complet que possible; qu'il est
muni de tous les appareils nécessaires, et que,
d'après l'opinion de la commission, il est appelé à
rendre d'incontestables services à la population
de Nimes. Le Conseil, en adoptant ces conclusions,
déclare que le rapport n'a été fait et la délibération
prise que pour répondre au désir de l'administration.

Séance du 22 novembre **1862.**

Distillerie
d'eau-de-vie.

Le Conseil est invité à délibérer sur la demande
du sieur Dassac fils, de Beaucaire, pour être autorisé
à établir une distillerie d'eau-de-vie dans le local
qu'il possède dans ladite ville, rue des Cordeliers.
Après avoir pris connaissance des diverses pièces
jointes à cette demande, telles que procès-verbal
d'enquête, plan des lieux, etc., le Conseil déclare
que le pétitionnaire ne peut en aucun cas être autorisé à déverser dans les ruisseaux de la voie publique les résidus de sa distillerie, non plus qu'à
les garder plus ou moins longtemps dans un réser-
voir d'où ils seraient puisés pour être transportés
hors de la ville. Chacun de ces modes d'opérer

présente des inconvénients sur lesquels il est inutile d'insister. Le Conseil émet d'abord l'avis que les résidus de la distillerie doivent être amenés au Rhône par un conduit maçonné et couvert; il croit qu'il y aurait inconvénient à autoriser le sieur Dassac à déverser ses résidus dans le canal de navigation, dont l'eau n'étant renouvelée que de temps en temps et d'une manière partielle, ne tarderait pas à être viciée par ce mélange. Plus tard, 6 octobre 1863, le sieur Dassac renouvelle sa demande, en s'engageant à ne distiller que cinq ou six hectolitres de vin par jour, et seulement pendant les trois derniers mois de chaque année. Le Conseil, prenant acte de cet engagement, et attendu qu'un établissement de cette nature et de cette importance ne peut être une cause réelle d'insalubrité, propose d'accueillir favorablement la demande du sieur Dassac, à condition que les liquides provenant de la distillation seront amenés au canal par un conduit maçonné et couvert.

Séance du 30 *mars* 1863.

Demande du sieur Bancel, à l'effet d'établir un dépôt de boues et d'immondices, provenant du balayage de la ville de Nimes, entre le chemin d Arles et celui de Beaucaire, section CC, n° 31 du plan cadastral. Le Conseil, après avoir pris

Dépôt de boues et d'immondices

connaissance de l'enquête ouverte sur cette péti-
tion, du plan des lieux; attendu que ce projet a
suscité de nombreuses oppositions; que ces oppositions reposent sur des motifs fondés, se rapportant non seulement à des intérêts privés, mais
aussi à l'intérêt général; qu'il importe à la salubrité publique que de pareils foyers d'infection
ne soient point laissés à proximité des habitations; que, d'ailleurs, la même demande a été
rejetée en 1856, est d'avis qu'il y a lieu de refuser
l'autorisation demandée par le sieur Bancel.

Le Conseil fait, à l'occasion de cette affaire,
une observation générale et qui lui paraît avoir
une grande importance : le relevé du plan cadastral ne peut plus aujourd'hui représenter, d'une
manière exacte et complète, la situation des
lieux. Chaque jour, en effet, et notamment dans
le voisinage de la ville, s'élèvent de nouvelles
constructions qui ne figurent point dans le plan
cadastral; en sorte que si un pétitionnaire fournit, à l'appui d'une demande, un plan qui n'est
qu'une reproduction partielle du cadastre, il met
sous les yeux du Conseil un document à la fois
insuffisant et infidèle, et d'après lequel celui-ci
ne saurait se prononcer en connaissance de
cause. Dans la circonstance actuelle, le Conseil a
pu se passer de ces indications : il s'agit d'un
endroit fort connu de tout le monde; mais il est

nécessaire que les plans produits dans les enquê-
tes mentionnent toutes les maisons existant dans
un certain rayon et contiennent tous les renseignements propres à éclairer le Conseil.

Séance du 14 juin 1863.

Demande du sieur Jean-Baptiste Picard, à l'effet
d'établir une fabrique d'huile de schiste, au quartier du petit Grézan, section AA du plan cadastral de la ville de Nimes.

Fabrique d'huile de schiste.

Le Conseil, après avoir pris connaissance des
différentes pièces relatives à cette affaire et de
l'avis favorable donné par M. le Maire, considérant que si la fabrication de l'huile de schiste
peut produire des odeurs désagréables, elle ne
saurait être une cause d'insalubrité, placée en plein
champ et loin des habitations agglomérées, est
d'avis que l'autorisation demandée par le sieur
Picard lui soit accordée.

Le sieur Montredon sollicite l'autorisation d'établir une triperie sur le quai du Cadereau, à l'extrême limite de la rue de ce nom. Après examen
de toutes les pièces jointes au dossier, le Conseil
pense que les opposants ont exagéré les inconvénients qui peuvent résulter du voisinage de
ladite industrie; il est aisé de prévenir le dan-

Triperie.

ger ou l'incommodité qu'elle pourrait offrir, en imposant au concessionnaire les conditions suivantes :

1° Les boyaux ne seront transportés à la tripe-. rie qu'après avoir été préalablement lavés à l'abattoir et débarrassés des matières putrescibles qu'ils contiennent ;

2° Il est interdit de faire écouler les eaux de l'usine sur la voie publique ; elles devront être conduites jusque dans le lit du Cadereau par un canal maçonné et couvert.

A ces conditions, le Conseil est d'avis qu'on doit autoriser une industrie qui est de nature à rendre des services à l'alimentation publique.

Séance du 6 octobre 1863.

Mégisserie.

Le Conseil émet l'avis d'accueillir favorablement la demande du sieur Simon Poujol, qui veut transférer au quartier de Grézan, section BB, une mégisserie actuellement située au chemin d'Arles. La salubrité publique ne peut que gagner à ce changement, l'emplacement actuel étant très près de la ville et dans un endroit très fréquenté ; il sera beaucoup plus isolé dans l'endroit indiqué ci-dessus. Toutefois, il convient d'interdire au concessionnaire de faire écouler les eaux de service sur la voie publique et de lui imposer l'obligation de les déverser dans un puits absorbant creusé dans sa propriété.

Le sieur Bancel, entrepreneur du balayage des rues de la ville, demande à être autorisé à déposer les boues et les immondices provenant de cette opération sur une parcelle de terrain située près du chemin du moulin Raspail, n° 143 de la section S.E. Une première demande ayant le même objet et émanant de la même personne avait été rejetée, parce que le terrain destiné à cet usage n'était point à une distance suffisante de la ville; qu'il était dans un endroit très fréquenté, et que le projet avait soulevé de vives et légitimes oppositions. Guidé par les mêmes considérations, le Conseil est d'avis de refuser l'autorisation demandée aujourd'hui.

Dépôt de boues et immondices.

Le Conseil repousse également la demande du sieur J. Polycarpe, à l'effet de conserver une triperie située rue de l'Aqueduc, n° 8. Cet établissement se trouve au milieu d'une rue importante, dans un quartier très populeux, circonstance qui le rendrait incommode et insalubre.

Triperie.

Une demande a été formulée par le sieur Liron, à l'effet d'établir une distillerie d'huile de pétrole sur le territoire de la commune de Nîmes, au che-

Distillerie d'huile de pétrole.

min de Saint-Gilles, n° 14 de la section FF. Les établissements de cette nature ne sont point insalubres, ils sont peu incommodes, mais ils sont au plus haut degré dangereux, à cause des risques d'incendie auxquels ils sont exposés et qu'ils peuvent faire courir à leurs voisins ; aussi est-il de la plus grande importance que les bâtiments destinés à cette industrie soient isolés des autres maisons, afin que celles-ci ne soient point compromises, dans le cas où viendrait à éclater un sinistre qu'il faut toujours prévoir et auquel on peut s'attendre malgré l'emploi des plus sages précautions. L'usine du sieur Liron remplit cette première condition, et, dans l'enquête ouverte à ce sujet, sa demande n'a fait naître aucune opposition. C'est pourquoi le Conseil émet un avis favorable au pétitionnaire, pourvu toutefois que l'autorité lui impose les mesures suivantes :

1° L'éclairage des divers ateliers ne doit se faire qu'à l'aide des lampes de sûreté.

2° Les huiles distillées ou brutes devront être renfermées dans des tonneaux bouchés avec soin, et tenus dans un magasin éloigné de l'appareil distillatoire.

3° La pierre et le fer doivent seuls être employés dans les constructions, à l'exclusion du bois.

4° Les eaux de lavage seront reçues dans un bassin et mélangées avec de la chaux vive, afin de

les rendre alcalines ; elles ne seront déversées au
dehors que lorsqu'elles ne contiendront plus
d'huile.

5° Enfin on devra mettre en réserve et à la
portée des ouvriers une certaine quantité de sable
destinée à étouffer la flamme en cas d'incendie,
l'eau étant, comme on le sait, tout à fait impropre
à cet usage.

Dans la séance du 7 janvier 1865, le Conseil est
invité à donner son avis sur une demande du
même genre, faite par les sieurs Michel et Boyer,
qui se proposent de créer une usine pour la
distillation des huiles minérales de pétrole, au
chemin de Saint-Gilles, au midi et à peu de distance du Viaduc du chemin de fer. Le Conseil,
après avoir examiné toutes les pièces relatives à
cette affaire, jugeant mal fondées les oppositions
faites, soit par les propriétaires voisins, soit par
l'administration du chemin de fer, est d'avis qu'il
y a lieu d'accorder l'autorisation demandée, mais
toujours en imposant aux concessionnaires les
mesures concernant le même objet, et dont il a été
fait mention à propos de la demande formulée par
le sieur Liron.

Distillerie d'huile de pétrole.

Séance du 5 avril 1865.

Distilleries
d'eau-de-vie.
Nocuité
des résidus
sur les
poissons.

M. le Préfet soumet au Conseil une question
relative à la nocuité des résidus de distilleries de
3/6 sur les cours d'eau dans lesquels ils sont
déversés, et à l'influence plus ou moins délétère
que ces résidus peuvent avoir sur les poissons qui
peuplent ces mêmes cours d'eau. L'administration
de la marine se plaint que les poissons du Vistre
ont péri en grand nombre, l'an dernier; elle n'hé-
site pas à attribuer cette mortalité exceptionnelle
au mélange des résidus de distillerie avec les eaux
de ce ruisseau, et elle demande qu'à l'avenir les
propriétaires de ces usines soient tenus d'empê-
cher ces matières de se déverser dans le lit du
Vistre.

A la suite des nombreuses réclamations qui lui
ont été adressées par les industriels intéressés
dans cette question, M. le Préfet a demandé l'avis
du Conseil d'hygiène de Nimes.

Il est à remarquer tout d'abord que les distilleries de 3/6 et de marc de raisin existent dans
toutes les communes parcourues par le Vistre
depuis un temps immémorial, et, à coup sûr, bien
antérieurement au décret de 1810 qui soumet ces
établissements industriels à certaines mesures
d'utilité publique. Or, jusqu'à ce jour, aucune

plainte ne s'était élevée à cet égard ; jamais on n'avait signalé la nocuité des résidus de distillerie, et la funeste influence que leur mélange avec les eaux de rivière pourrait avoir sur les poissons ; d'autre part, la mortalité extraordinaire constatée, dit-on, l'an dernier, coïncide avec une des plus longues et des plus fortes sécheresses qui aient affligé notre pays, puisqu'il est resté près de six mois sans pluie. On conçoit aisément combien les eaux du Vistre ont dû baisser dans cette période, et il se pourrait bien que ce fût là la principale cause de la mortalité du poisson. Il est constant, en effet, que ces résidus n'arrivent au Vistre, dans le plus grand nombre de cas, qu'après avoir parcouru un long trajet dans des fossés découverts, pendant lequel la majeure partie des matières est absorbée par le sol ou par l'évaporation. La petite quantité qui se déverse dans le ruisseau est-elle de nature à l'infecter et à produire tout le mal dont on l'accuse ? Nous ne le pensons pas, surtout si l'on considère que les sels contenus dans les résidus des distilleries de 3/6 ne sont point toxiques et tendent à se précipiter promptement.

En conséquence, en l'état, et sauf nouvelles informations, le Conseil est d'avis qu'il n'y a pas lieu d'interdire aux distillateurs la faculté de déverser les résidus de leur fabrication dans le Vistre.

Séance du 26 *août* 1865.

Dépôt de vidanges. L'ordre du jour soumet aux délibérations du Conseil la demande faite par les sieurs Roux frères, à l'effet d'obtenir l'autorisation d'établir un dépôt de vidanges sur le territoire de Nimes, quartier de Grézan , section BB.

Le Conseil, après avoir pris connaissance de toutes les pièces relatives à cette affaire, et qui sont comprises dans le dossier mis sous ses yeux, considérant que l'établissement projeté est rangé dans la 1re classe des établissements dangereux, insalubres et incommodes ;

Que le terrain que les sieurs Roux ont affecté à cette destination est à une très petite distance de la ville, puisqu'il n'est éloigné des faubourgs que d'environ 280 mètres, du bureau d'octroi du chemin de Beaucaire de 385 mètres, de celui du chemin d'Avignon de 160 mètres , et du chemin de fer de 170 mètres ;

Qu'il est situé entre les routes impériales de Beaucaire et d'Avignon , sur le bord d'un chemin vicinal très fréquenté, et dans un quartier où se trouvent de nombreuses habitations, soit d'exploitation agricole, soit de plaisance ;

Que l'usine, fonctionnant en cet endroit déjà depuis plusieurs années, avait donné lieu à de vives réclamations, soit à cause de la nature même des manipulations, soit à cause de l'inobservation des précautions et mesures hygiéniques qui avaient été imposées aux concessionnaires ;

Que les modifications apportées à l'établissement primitif et les agrandissements projetés sont de nature à le rendre encore plus dangereux et encore plus incommode ; qu'il est de la plus grande importance de rejeter loin des centres de population les industries éminemment insalubres,

Emet l'avis unanime qu'il y a lieu de refuser aux sieurs Roux frères l'autorisation demandée par eux.

Séance des 20 et 27 septembre 1865.

Le sieur Auger a adressé à M. le Préfet une demande à l'effet d'établir un dépôt de vidanges et de fumiers, dans le territoire de Nimes, quartier de Dissette, entre le hameau de Courbessac et le Pont de Justice. Cet établissement serait annexé à l'atelier d'équarrissage du sieur Layale, existant déjà en cet endroit en vertu d'une autorisation qui lui a été accordée depuis plusieurs années. De nombreuses et vives oppositions se sont élevées contre ce projet de la part des propriétaires voisins, des représentants de la Compagnie du chemin de fer de Cette à Tarascon, et des habitants de Courbessac.

Dépôt de vidanges et de fumiers.

Avant de se prononcer, le Conseil a voulu connaître d'une manière précise la situation du terrain destiné à cette industrie, et savoir au juste à quelle distance il se trouvait des habitations les plus rapprochées. Trois de ses membres ont été chargés de se rendre sur les lieux, et il résulte de leur rapport que ce terrain est à plus de 3 kilomètres de Nimes, à 4,200 mètres environ du hameau de Courbessac, dans une plaine élevée et exposée à tous les vents; que l'habitation la plus rapprochée, l'usine à agglomérés du chemin de fer, est encore à une distance de plus de 300 mètres; que les autres opposants sont propriétaires de terres ou de vignes olivettes, et non point de maisons d'habitations. De plus, le dépôt de vidanges et de fumiers, sollicité par le sieur Auger, contigu à l'atelier d'équarrissage, ne peut guère ajouter à l'incommodité et à l'insalubrité provenant de ce dernier établissement.

Par ces motifs, le Conseil est d'avis qu'il y a lieu d'accorder au sieur Auger l'autorisation qu'il demande.

Dépôt de vidanges. Les sieurs Roux frères demandent l'autorisation d'établir un dépôt de vidanges dans une terre située au quartier de Male-Roubine, à une distance de 2,500 mètres de Nimes, sur le bord de la route impériale de Nimes à Beaucaire. Aucune opposition n'a été faite à ce projet, et le Conseil aurait émis un avis favorable aux pétitionnaires, si le voisinage immédiat d'un établissement de ce genre ne lui avait paru présenter de graves inconvénients pour la route de Beaucaire et pour les voyageurs qui la fréquentent incessament.

Par ce motif, il est d'avis qu'il y a lieu de rejeter la demande des sieurs Roux.

Les sieurs Rédarès frères se proposent d'établir, rue Titus, un atelier de teinture. Les établissements de ce genre n'étant point insalubres, le Conseil n'a pas d'avis à émettre ; toutefois il formule le vœu que les eaux provenant de cette usine ne soient point versées à la rue, mais conduites dans l'égout le plus voisin par un canal couvert.

Atelier
de teinture.

OBJETS

RELATIFS A L'ALIMENTATION PUBLIQUE.

Diverses questions se rattachant d'une manière plus ou moins directe à l'alimentation publique ont été discutées dans le sein du Conseil d'hygiène et ont donné lieu à des conclusions que nous devons faire connaitre.

Plâtrage des vins.

Le plâtrage des vins, considéré par les uns comme une sophistication dangereuse, par d'autres comme une manipulation inoffensive, avait soulevé de vifs débats parmi les savants et fait naître des procès-entre les marchands de vins et les consommateurs, et plus d'une fois les tribunaux avaient eu à se prononcer sur cette matière. La question fut soumise au Conseil d'hygiène de Nimes, et il fut consulté pour savoir si cette opé-

ration pourrait rendre les vins nuisibles à la santé.
Le Conseil chargea trois de ses membres d'étudier
la question du plâtrage et de lui faire un rapport
à ce sujet. D'après l'avis de la commission, le
plâtrage ne pouvait modifier d'une manière dangereuse la composition et les qualités du vin,
lorsque le plâtre n'était pas employé en trop
grande quantité, et si l'on avait soin de se servir
de plâtre blanc. S'appuyant sur des considérations à la fois théoriques et pratiques, elle faisait
remarquer que les éléments constitutifs du vin
n'étaient point altérés de façon à rendre cette
liqueur malsaine, et que, d'autre part, on n'avait
point remarqué que les individus qui faisaient
usage des vins plâtrés fussent plus souvent atteints
de maladies gastro-intestinales ; elle faisait encore
remarquer que les animaux que l'on nourrit avec
le marc des raisins plâtrés n'étaient pas plus
sujets à ces maladies qu'avant l'introduction de
cette pratique dans la fabrication du vin.

Cependant ces conclusions ne furent point
adoptées par le Conseil, et celui-ci déclara que
l'opération du plâtrage ayant pour résultat de
changer la composition des sels normaux contenus
dans le vin, notamment du bitartrate de potasse
qui, à petite dose, est tempérant, et de leur subs-
tituer des sels irritants et purgatifs, tels que le sulfate de chaux et le sulfate de potasse, on devait

considérer cette pratique comme dangereuse pour la santé publique.

Séance du 18 septembre 1861.

Poteries vernissées. Le Conseil reçoit communication d'une circulaire de M. le Ministre de l'Agriculture, du Commerce et des Travaux publics, relative à une enquête sur les dangers que présentent les poteries communes vernies au moyen d'oxides de plomb ou de cuivre. Le Conseil nomme une commission pour faire un rapport sur cet objet et préparer les réponses aux questions posées par M. le Ministre.

Dans la séance du 22 mars 1862, M. le Rapporteur de la commission donne lecture de ce travail dont nous allons présenter l'analyse et les conclusions :

Le département du Gard ne fabrique guère que la poterie commune, destinée à la consommation locale ; il faut toutefois excepter Anduze, dont les vases font l'ornement des jardins d'une partie de la France, et Saint-Quentin, qui fournit des pipes, même à l'étranger.

Les procédés de fabrication sont les suivants : les argiles triées, puis mouillées, sont ensuite pétries, battues ou triturées sous des meules ; la pâte ainsi obtenue est mise sur un tour où elle reçoit de la main de l'ouvrier la forme qu'on veut lui donner, ou bien elle est comprimée dans des moules faits exprès.

La pièce ainsi fabriquée est séchée à l'air, puis trempée dans de l'eau tenant en suspension de l'argile fine, ainsi que du sulfate de plomb ou alkifous, auquel on ajoute des oxydes de fer ou manganèse, si on veut donner à la poterie un vernis brun, et de l'oxyde de cuivre, si on veut lui donner une couleur verte. On les porte ensuite au four, la pâte se cuit, le vernis fond et recouvre la pièce.

Ces vernis sont malheureusement en général très tendres, facilement altérables et les vases qu'ils recouvrent peuvent être dangereux pour la santé, et le danger provient de ce que le sulfate de plomb ne se vitrifie pas d'une manière complète, ne passe point en entier à l'état de silicate.

Aussi ces poteries sont-elles susceptibles d'être attaquées, même à froid, par les acides faibles; la chaleur rend cette action plus prompte et plus énergique. Le vinaigre les ternit promptement, et, par un contact prolongé, il se forme sur les parois du vase une légère couche blanchâtre d'acétate de plomb.

Les conserves au vinaigre, celles additionnées de sel marin, produisent les mêmes effets.

Les huiles et les graisses attaquent également ces vernis, et donnent naissance à des oléates et à des margarates de plomb, qui communiquent aux aliments des propriétés vénéneuses.

Les poteries ainsi fabriquées peuvent donc, en certains cas, être d'un usage dangereux; le danger provient de ce que la vitrification du vernis est incomplète, et M. le Rapporteur pense qu'on obtiendrait un résultat bien plus satisfaisant en ajoutant à l'alkifoux une certaine proportion de sable de rivière ou de sel marin.

Au reste, ces procédés sont déja mis en pratique dans certaines localités.

L'usage de recouvrir de briques vernies les parois des cuves vinaires peut offrir des inconvénients graves : pendant la fermentation, la couverture de ces briques est attaquée par les acides, et les vins ainsi préparés donnent des réactions très prononcées de sel de plomb.

On ne saurait donc trop appeler l'attention de l'autorité sur un pareil genre de fabrication.

Séance du 13 septembre 1861.

Robinets inoxydables.

M. le Président informe le Conseil que MM. Lambert et Sabatier, métallurgistes, avaient déposé à la Préfecture du Gard des robinets fondus avec des matières inoxydables; qu'ils avaient demandé que ces robinets fussent soumis à l'examen d'hommes compétents; que, par suite, le Conseil avait chargé deux de ses membres de procéder à l'analyse des métaux employés par MM. Lambert et Sabatier dans la fabrication de leurs robinets.

Après avoir entendu la lecture du rapport fait à ce sujet,

Le Conseil d'hygiène,

Considérant que les robinets présentés par les dits industriels sont composés d'étain, d'antimoine, de nickel et de bismuth, métaux fort peu susceptibles de s'oxyder;

Qu'étant destinés au dépotage des vins et des vinaigres, ils se trouvent dans les conditions hygiéniques recommandées par la circulaire ministérielle de 1854,

Est d'avis que les robinets des sieurs Lambert et Sabatier peuvent être employés avec sécurité et que l'administration peut en recommander l'usage.

Séance du 29 juillet 1862.

Dans la séance du 29 juillet 1862, le Conseil d'hygiène appela l'attention de l'autorité sur une pratique qui lui paraissait préjudiciable à la santé publique : pendant l'été, on introduit dans les abattoirs et on livre à la consommation des porcs trop jeunes; dans ces conditions, la viande de ces animaux est malsaine, elle est peu nourrissante, d'une digestion difficile, et est bien moins suscep-

Abattage des porcs trop jeunes.

tible de se conserver que celle des porcs adultes.
Ce dernier inconvénient doit être surtout pris en
grande considération; on sait, en effet, qu'une
bonne partie de la viande de porc n'est pas destinée à être mangée fraîche, et qu'elle entre dans
la confection de certains aliments destinés à servir de provision.

Distilleries ambulantes. Le Conseil s'est occupé dans la même séance
d'une industrie qui peut aussi, dans certains cas,
devenir dangereuse pour la santé publique. Nous
voulons parler des distilleries ambulantes; chacun
connaît ces industriels qui vont transportant de
village en village et de ferme en ferme de petits
appareils distillatoires. Les vases dont ils se
servent sont en cuivre, et presque toujours ils
fonctionnent sans avoir été préalablement lavés
avec soin; il en résulte que la première distillation
doit souvent entraîner une quantité plus ou moins
considérable d'oxyde de cuivre qui se dépose sur
les parois de l'appareil, et peut, en se mêlant au
produit de l'opération, le rendre éminemment
toxique.

Le Conseil d'hygiène est d'avis que ces appareils
devraient être l'objet d'une surveillance sévère,
être soumis à de fréquentes visites et que les propriétaires ne devraient être autorisés à les faire
fonctionner qu'après un nettoyage convenable.

Séance du 26 *septembre* 1865.

Une épizootie meurtrière sévit en ce moment
sur les oiseaux de basse-cour des environs de
Nimes, et il est à craindre que des volailles mortes
par suite de cette maladie ne soient apportées sur
notre marché et livrées à la consommation. Le
Conseil appelle la vigilance de l'administration
sur les dangers qui pourraient en résulter pour la
santé publique, surtout en ce moment où le choléra règne parmi nous, et rend encore plus nécessaires toutes les précautions hygiéniques, et il
demande que des mesures soient prises par l'autorité pour interdire la vente de ces volailles.

Epizooties des oiseaux de basse-cour.

Séance du 28 *septembre* 1865.

Un membre signale au Conseil une sophistication de l'absinthe à l'aide du sel de saturne (acétate de plomb) pratiquée dans le but de donner à
cette liqueur la couleur laiteuse et l'aspect floccon-
neux qu'elle prend lorsqu'on y verse de l'eau, et
qui sont si recherchés par les consommateurs.
Les sels à base de plomb étant très vénéneux, ce
mélange est fort nuisible à la santé, et la vente
des liqueurs ainsi altérées doit être sévèrement
interdite.

Sophistication de l'absinthe.

6

ÉPIDÉMIES CHOLÉRIQUES.

———

Nous ne saurions terminer le compte rendu des travaux du Conseil d'hygiène et de salubrité publique de Nimes sans dire quelques mots du choléra, des différentes épidémies qui ont atteint notre population, et la part que le Conseil a été appelé à prendre dans les mesures propres à prévenir ou à combattre cette terrible maladie.

La ville de Nimes a été atteinte par le choléra quatre fois depuis que le fléau asiatique a fait son apparition en France : en 1835, en 1849, en 1854 et en 1865. Nous n'avons point à nous occuper ici de l'histoire de cette maladie ; ce travail a été fait, pour ce qui concerne notre localité, par M. le docteur Fontaines, dans l'excellent rapport qu'il a publié après l'épidémie de 1835. et par M. le docteur Tribes, dans celui qu'il a fait paraître sur les épidémies de 1854 et 1865. Nous renverrons donc les lecteurs désireux d'étudier ces questions aux

sources que nous venons d'indiquer; ils y trou-
veront tous les renseignements relatifs à la mar-
che, à la durée, à l'intensité, à la symptomatolo-
gie, etc.; en un mot, tout ce qui a trait à l'histori-
que et la statistique de cette affection. Quant à
nous, nous n'avons à parler du choléra qu'à l'occasion des travaux du Conseil d'hygiène.

Le registre de nos procès-verbaux ne fait mention d'aucune réunion du Conseil d'hygiène de
Nimes, à l'occasion du choléra de 1849, ni de celui
de 1854. Cependant, cette institution fonction-
nait déjà à ces deux époques, et bien que nos
souvenirs ne nous fournissent rien de précis à
cet égard, il est bien certain que le Conseil a dû
être convoqué et consulté sur les mesures propres à combattre l'épidémie. Ce sont encore là des
lacunes très regrettables dans la collection de nos
procès-verbaux. Ne pouvant y suppléer, nous
nous bornerons à rappeler ce qui s'est fait en
1865, et dire comment le Conseil d'hygiène et de
salubrité publique de Nimes a contribué à la
défense commune au moment où le fléau nous a
menacés et nous a atteints.

De même que l'hygiène privée doit s'occuper
de l'individu depuis le moment de la naissance et
chercher à le mettre, pendant tout le cours de son
existence, à l'abri des causes si fréquentes de
maladie, l'hygiène publique doit veiller constam-

ment à écarter des villes toutes les causes d'insalubrité, et s'efforcer de réaliser toutes les conditions qui assurent le fonctionnement régulier de la vie. Cette tâche immense ne saurait être remplie d'une manière complète, lors même que la société tout entière travaillerait à ce but; mais s'il faut renoncer à atteindre l'idéal, nous devons, du moins, chercher à nous en rapprocher tous les jours davantage, et chaque pas fait dans cette voie constitue un véritable progrès.

Nous n'avons point l'intention de revenir ici sur ce que nous avons dit dans les premières pages de ce travail, à propos des améliorations que réclame l'état actuel de la ville de Nimes; mais il est un point sur lequel nous ne craignons pas de revenir et d'insister, à cause de l'importance qu'il a à nos yeux : c'est que les mesures d'hygiène et de salubrité publique doivent être l'objet des préoccupations incessantes de l'administration municipale. Dans les temps les plus prospères, alors que rien ne peut faire prévoir une épidémie, ni inspirer les moindres craintes pour la santé générale, elles doivent s'efforcer d'améliorer le milieu dans lequel vivent les populations confiées à leur tutelle : élargir les rues trop étroites, y faire pénétrer l'air et le soleil, assurer l'écoulement des eaux corrompues, démolir les habitations malsaines, mettre des eaux abondantes et limpides à la portée de tous les habitants, entretenir la propreté de la voie publique et faciliter cette propreté chez les individus, voilà, pensons-nous, d'excellents moyens de prévenir les maladies de toute nature; voilà la vraie prophylaxie du choléra et des autres épidémies.

Est-ce à dire qu'après avoir rempli ce programme, déjà si vaste et si difficile, on serait entièrement à l'abri du danger? Non, certes, le mode de propagation du choléra est encore entouré de trop de mystères pour qu'on puisse se flatter, à ce prix, d'échapper à ses atteintes. Le fléau, né dans les plaines marécageuses de l'Asie, pourra, dans sa course meurtrière, s'abattre sur les villes les plus propres et les mieux tenues; mais, à coup sûr, il ne sera jamais plus à redouter que lorsqu'il frappera des populations placées dans de mauvaises conditions d'hygiène, habitant des localités insalubres : c'est là certainement qu'il prolongera son séjour, qu'il fera le plus de victimes. L'influence cholérique, qu'elle soit épidémique ou contagieuse, prendra des proportions plus ou moins grandes, selon que le milieu où elle s'exercera sera plus favorable au développement de tous les éléments morbides, semblable à un végétal qui prospère ou dépérit, selon le sol sur lequel il est transplanté.

Rien n'est apte à favoriser l'extension et à augmenter l'intensité des maladies épidémiques
comme la malpropreté et l'insalubrité des lieux.
Pénétré de cette vérité, le Conseil d'hygiène de
Nimes n'avait point attendu que le choléra fît son
apparition parmi nous pour demander avec ins-
tance que les rues de notre ville fussent débaras-
sées d'immondices, que les ruisseaux fussent
balayés avec soin, que les égouts et les vespasiennes fussent désinfectés, et l'un des motifs sur
lesquels il appuyait sa demande, était le danger
que courrait la santé publique par le fait de ces
causes d'insalubrité, dans le cas où une maladie
épidémique viendrait à éclater parmi nous. Ce
considérant est mentionné au procès-verbal de la
séance du 8 décembre 1864, à une époque où il
n'était nullement question du choléra.

Plus tard, en juillet 1865, lorsque cette maladie
fut signalée dans les départements voisins, notamment dans celui des Bouches-du-Rhône, le Conseil
d'hygiène renouvela ses instances auprès de l'administration et réclama énergiquement contre
l'inexécution de certaines mesures de salubrité
qu'il avait déjà demandées. Il revint sur les mesures générales dont il avait été souvent question
dans ses séances, et appela l'attention de l'autorité
sur l'urgence de quelques mesures particulières.
Ses observations portèrent non seulement sur la

propreté de la voie publique et des habitations, mais aussi sur la nature et la qualité des denrées alimentaires, vendues sur les marchés.

Enfin, dans la séance du 21 septembre 1866, le Conseil adressa à la population de la ville et à celle des autres localités de l'arrondissement, une instruction détaillée sur les différentes précautions qu'il convient de prendre en temps d'épidémie, sur les règles d'hygiène à suivre dans ces circonstances. Cette instruction, dont la rédaction fut confiée à l'un de ses membres et lue en réunion générale, fut publiée au nom du Conseil d'hygiène et de salubrité publique de Nimes.

C'est sans doute à l'ensemble et à la vigueur des mesures qui furent prises à cette époque que notre ville a dû de ne payer qu'un faible tribut à l'épidémie cholérique de 1865.

Nimes n'a jamais été fort maltraitée par le choléra, surtout si l'on compare les ravages causés dans cette ville par cette maladie avec ceux qu'elle a exercés à Marseille, Toulon et Arles, et l'épidémie de 1865, a été la moins meurtrière de toutes. En effet, en 1835 la population était de 41,266 habitants ; le choléra dura deux mois et treize jours, et occasionna 207 décès.

En 1849, la population était de 53,437 habitants, le choléra dura deux mois et vingt-huit jours, et occasionna 202 décès.

En 1854, la population était de 53,619 habitants; le choléra dura deux mois et onze jours, et occasionna 226 décès.

En 1865, la population était de 57,129 habitants; le choléra a duré cinquante-deux jours et a occasionné 132 décès.

La mortalité des décès cholériques par rapport au chiffre de la population a été : en 1835, de 4,9 par 1,000 ; en 1849, de 4,08 ; en 1854, de 4,02 ; en 1865, de 2,03.

Il résulte de ces rapprochements que les épidémies cholériques qui ont frappé notre cité ont été de moins en moins meurtrières, et que la dernière, celle de 1865, a été beaucoup plus bénigne que toutes les autres, puisque la mortalité a été deux fois moins considérable (1).

(1) Ces données statistiques sont empruntées au travail si intéressant et si complet de notre collègue, le docteur Tribes.

Le Conseil d'hygiène de Nimes avait confié à feu M. le docteur Raymond de Castelnau le soin de lui présenter un résumé des rapports qui lui avaient été adressés par les Conseils d'hygiène des arrondissements d'Alais, d'Uzès et du Vigan. Nous donnons ci-après le travail que notre collègue lut quelque temps avant sa mort si prématurée.

RÉSUMÉ DES RAPPORTS

DES

CONSEILS D'HYGIÈNE

DES

Arrondissements d'Alais, d'Uzès et le Vigan.

~~~~~◇~~~~~

Arrondissement d'Alais.

Le Conseil d'hygiène de l'arrondissement d'Alais est installé depuis le 28 juin 1849. Il n'a cessé de fonctionner jusques à aujourd'hui, et a eu à s'occuper d'importantes questions d'hygiène relativement aux filatures de cocons, aux usines de métallurgie, de zinc, de produits chimiques, de tuileries, de verreries et d'agglomérés de houille.

En 1849, M. le docteur Ferry, récemment décédé, fit au Conseil un rapport plein d'intérêt sur les enfants-trouvés déposés à l'hospice.

En 1854, le Conseil nomma deux de ses membres pour organiser à Saint-Jean-de-Maruéjols un service de secours pour les cholériques. Pendant la même année, les logements insalubres, ou signalés comme tels dans la ville d'Alais, furent visités par le Conseil, qui s'occupa en même temps d'indiquer les améliorations à apporter à l'assainissement de la voirie qui laisse beaucoup à désirer, demanda l'établissement obligatoire de latrines dans chaque maison et réitéra des vœux pour la création de fontaines publiques.

De 1854 à 1864, divers rapports ont été faits sur la nécessité de fonder un atelier d'équarrissage qui, jusqu'alors, se pratiquait sur les bords du Gardon, vis-à-vis les promenades publiques. Le Conseil demanda l'application de la tannée pour la destruction des chairs des animaux abattus.

En 1862 et 1864, diverses délibérations ont été prises au sujet des eaux minérales de l'arrondissement. Le rapport n'indique pas quelles sont ces eaux.

En 1856, M. Despeyroux a fait deux rapports remarquables sur le plâtrage des vins et sur la nécessité d'interdire la vente des grains ergotés.

On voit que les séances du Conseil d'hygiène d'Alais ont été nombreuses et remplies par la discussion d'importantes questions ; que plusieurs de ses membres ont lu des rapports remarquables. Aussi est-il à regretter que nous n'ayons pu avoir une connaissance plus complète de ces travaux, qui auraient pu trouver une place digne d'eux dans le recueil que se propose de publier le Comité central.

Le Conseil d'hygiène d'Alais ne nous a envoyé qu'un aperçu incomplet, où ses travaux sont simplement énumérés, sans aucun développement et sans indiquer la conclusion de ses délibérations.

Arrondissement d'Uzès.

Le Conseil d'hygiène de l'arrondissement d'Uzès envoie un mémoire sur la mortalité, la topographie et la statistique de cet arrondissement pendant l'année 1864. Ce travail a été lu dans la séance du 4 mars dernier, présidée par M. le Sous-Préfet. A part ce mémoire, qui nous a paru en tout point digne d'éloge, rien n'indique les travaux antérieurs du Conseil.

Le seul travail que nous ayons à résumer est dû au docteur Franquebalme. Il constate qu'il est mort, en 1864, 2,363 personnes sur 89,841 qui vivaient dans l'arrondissement, soit 2,64 %.

La plus forte mortalité a pesé sur les enfants de 0 à 1 an, puis sur ceux de 1 an à 5 ans, dont la mortalité a été un peu supérieure à celle des personnes de 60 à 70 ans.

Les enfants de 5 à 10 ans ont été le moins frappés. Les vieillards nonogénaires viennent ensuite, Le petit nombre de survivants de cet âge explique suffisamment le chiffre peu élevé que leur décès fournit à la statistique.

Les mois d'août, juillet et septembre sont ceux où la mortalité a atteint la plus forte proportion, tandis que les mois de mars, novembre et avril ont le moins de décès.

La mortalité de la population rurale est le double de celle des villes, mais la population des campagnes est à celle des villes, comme 3 : 1 ; de sorte qu'en réalité, la mortalité est plus grande dans les villes qu'au dehors.

Les principales causes de décès ont été, pour l'hiver et le printemps, les maladies thoraciques. Pendant l'été, la mortalité a acquis son maximum d'intensité : les fièvres muqueuses, la diarrhée, la dyssenterie et la cholérine ont donné lieu à la majorité des décès de cette saison.

Vers la fin de l'année, en décembre, ont commencé à se montrer la rougeole et la variole, sous forme épidémique, encore peu grave, mais qui, cet hiver, peut prendre une grande intensité. M. le docteur Franquebalme fait observer que les épidémies de variole deviennent de plus en plus fréquentes dans l'arrondissement d'Uzès, où l'usage de se faire vacciner tombe en désuétude, faute de médecins vaccinateurs officiels, et par suite de préjugés contre la vaccine qui règnent surtout dans les cantons de Lussan et du Saint-Esprit, préjugés que propagent les empiriques dont l'arrondissement pullule. Il voudrait que l'on exerçât contre eux une vive répression, que de nouveaux médecins vaccinateurs fussent nommés et que les certificats de vaccine fussent obligatoires pour tous les enfants qui sont admis dans les écoles primaires.

Dans la partie du mémoire qui traite de la topographie, l'auteur constate que l'arrondissement est très sain, occupé par une population presque complétement agricole ; qu'il n'existe que peu d'établissements insalubres, et aucun atelier où les ouvriers soient entassés, soumis à un travail pénible et placés au milieu d'émanations malfaisantes. Les villes ne contiennent que peu de population et sont bien bâties. Les villages laissent malheureusement beaucoup à désirer sous le rapport de la propreté et de la salubrité.

Tel est le résumé d'un seul rapport que nous ait envoyé le Conseil hygiène d'Uzès. L'étendue, la clarté, la bonne rédaction de ce mémoire nous paraissent en tout point dignes d'éloges et nous font regretter qu'il ne soit pas accompagné d'autres travaux de même nature. Peut-être devons-nous l'attribuer, comme le fait remarquer l'auteur, au

bon état sanitaire général de l'arrondissement,
aux occupations presque exclusivement agricoles
des habitants, au petit nombre d'établissements
industriels, dont aucun ne paraît nouvellement
autorisé. Le Conseil s'est ainsi trouvé dépourvu
d'aliment pour ses réunions et ses travaux.

Arrondissement du Vigan.

Dans le travail qui nous est envoyé du Vigan, il
n'est nullement question ni du Conseil d'hygiène,
ni de ses réunions, ni de ses travaux. L'envoi consiste en un petit mémoire rédigé par le docteur
Bestieu, secrétaire du Conseil. Il traite de la topographie de l'arrondissement, de ses produits
agricoles, s'étend longuement sur la misère pro-
duite par l'insuccès des récoltes de vers à soie,
et termine par un aperçu sur la nourriture, les
maladies, les travaux et l'hygiène des populations
qui l'entourent. C'est ce qui doit nous intéresser
le plus.

La nourriture des habitants de la partie monta-
gneuse consiste surtout en pommes de terre, châ-
taignes, légumes secs, viandes salées. Ils ne boi-
vent pas habituellement de vin pendant la semaine,
mais le dimanche et le lundi ils se dédommagent
en se livrant à l'ivrognerie. Un grand nombre

d'entre eux ont émigré, ces dernières années, pour fuir la misère qui les environne. Les habitants de la partie basse de l'arrondissement, où l'agriculture et l'industrie donnent encore quelques ressources, vivent mieux et ne songent pas à quitter le pays.

Les maladies qui atteignent la population, sont : les maladies communes des organes abdominaux et thoraciques qui se montrent à l'état aigu et chronique. Dans les vallées, il n'est pas rare de rencontrer des scrofules, même des goitres, des enfants atteints d'écrouelles, de teigne et du carreau. Les maladies chroniques sont plus communes chez les ouvriers de l'industrie que chez les agriculteurs.

Les industries qui occupent le plus d'hommes sont : la bonneterie et le cardage de la fantaisie. Les femmes travaillent dans les manufactures de soie.

Les bonnetiers, qui sont obligés pour gagner un modeste salaire de travailler de cinq heures du matin à neuf heures du soir, avec un repos de deux ou trois heures dans la journée, deviennent communément anémiques. Chez beaucoup d'entre eux, la nécessité d'avoir constamment les yeux fixés sur les aiguilles ou les fils de leur métier, les rend presbytes de bonne heure et amène très souvent un grand affaiblissement de la vue qui les contraint à quitter leur état.

Chez les cardeurs, l'anémie est encore plus commune. Les organes respiratoires acquièrent une grande susceptibilité, et chez beaucoup d'entre eux on observe la phthisie laryngée et pulmonaire.

Pour les femmes, les filatures de soie donnent un salaire rémunérateur, et, quelque durs et pénibles que soient leurs travaux, elles peuvent les continuer longtemps, quand elles soutiennent leur force par une bonne nourriture. Mais chez les femmes étrangères à la localité, mal logées, mal nourries, ne trouvant chez elles aucun bien-être à la fin d'une longue journée de travail, on observe souvent la chloro-anémie et la phthisie.

La vie moyenne dans l'arrondissement est de trente-quatre ans et deux mois.

Il est regrettable que cet aperçu de topographie et d'hygiène, pour l'arrondissement du Vigan, ne soit pas accompagné, comme celui d'Uzès, de quelques chiffres statistiques sur la population, la mortalité comparée des populations agricoles et industrielles, etc. Nons aurions désiré aussi que le conseil d'hygiène fût au moins nommé, et que M. le Secrétaire n'assumât pas à lui seul la responsabilité de son travail, qui aurait certainement gagné à être lu en séance du Conseil. L'auteur reconnaît, du reste, qu'il n'a pas traité son sujet à fond : « Un moment viendra peut-être, dit-il, où il me sera permis de le traiter d'une manière spéciale et plus sérieuse. Alors l'attente de l'autorité supérieure dont je m'efforce de mériter la confiance sera un peu mieux satisfaite. »

Nimes, le 8 juin 1866.

RAYMOND DE CASTELNAU.

TABLE DES MATIERES

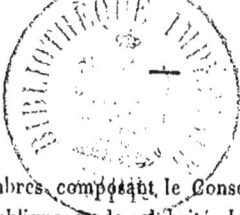

Pages.

Liste des membres composant le Conseil départemental
d'hygiène publique et de salubrité du Gard......... v
Liste des membres composant les Conseils d'hygiène publi-
queet de salubrité des arrondissements : Alais, Uzès et
le Vigan .... VI-VII
Dédicace IX
Avant-propos XI

HYGIÈNE GÉNÉRALE ET SALUBRITÉ PUBLIQUE DE LA
VILLE DE NIMES.

Fosses d'aisance................................... 6
Tinettes... 8
Logements insalubres.............................. 8
Mesures proposées pour remédier à l'insalubrité des logements 9
Mauvais état de certaines maisons des faubourgs.......... 9
Rues étroites et malsaines.......................... 11
Nécessité de les élargir............................ 12
Nécessité de faciliter la circulation de l'air.............. 13
Ecoulement des eaux 13
Boues et immondices 14
Arrosage.. 14
Vœux exprimés à ce sujet par le Conseil.............. 14
Mesures incomplètes prises jusqu'à ce jour............. 16
Nécessité d'amener des eaux à Nimes.................. 16
Canal de l'Agau.................................... 17

Pages.

Lavoirs publics.. 18
Le Vistre. Moulin Magnin............................. 19
Ruisseaux... 19
Caderéaux... 21
Cadereau de l'ouest................................... 21
Cadereau de l'est..................................... 22
Tanneries des Calquières.............................. 22
Fabrique de ravats.................................... 23
Entrepôt de boues et d'immondices..................... 24
Eaux corrompues versées sur la voie publique.......... 24
Entrepôt des vidanges. Inexécution des mesures prescrites.. 25

ÉTABLISSEMENTS DANGEREUX, INSALUBRES OU
INCOMMODES.

Abattoir des porcs.................................... 28
Fabrique d'engrais.................................... 30
Atelier d'équarrissage 31
    Id.   Id.   33
    Id.   Id.   34
    Id.   Id.   35
Fabrique de suif d'os................................. 36
Dépôts de cuirs et de peaux fraîches. Fabrique de chandelles 37
Distillerie de 3|6 et de térébenthine................. 38
Usine Pradon. Extraction du suif des os............... 39
Entrepôt de graisse et fonderie à feu nu.............. 40
Entrepôt de vidanges au chemin de Générac............. 41
Eaux minérales de Vergèze............................. 41
Fabrique d'huile de schiste........................... 42
Etablissement hydrothérapique......................... 43
Distillerie d'eau-de-vie.............................. 44
Dépôt de boues et d'immondices........................ 45
Fabrique d'huile de schiste........................... 47
Triperie.. 47

Pages.

Mégisserie 48

Dépôt de boues et d'immondices....................... 49

Triperie... 49

Distillerie d'huile de pétrole. 49

    Id.   Id.   Id. 51

Distilleries d'eau-de-vie. Nocuité des résidus sur les poissons. 52

Dépôt de vidanges................................... 54

Dépôt de vidanges et de fumiers....................... 55

Dépôt de vidanges 56

Atelier de teinture........... 57

OBJETS RELATIFS A L'ALIMENTATION PUBLIQUE.

Plâtrage des vins.................................... 58

Poteries vernissées.................................. 60

Robinets inoxydables................................. 62

Abattage des porcs trop jeunes....................... 63

Distilleries ambulantes............................... 64

ÉPIDÉMIES CHOLÉRIQUES......................... 66

RÉSUMÉ DES RAPPORTS DES CONSEILS D'HYGIÈNE D'ARRONDISSEMENTS.

Arrondissement d'Alais.............................. 75

Arrondissement d'Uzès.............................. 77

Arrondissement du Vigan............................ 80

Nimes. -- Typ. Clavel-Ballivet et Ce, rue Pradier , 12.

www.ingramcontent.com/pod-product-compliance
Lightning Source LLC
Chambersburg PA
CBHW032325210326
41519CB00058B/5817